A. Wackenheim

Neuroradiologie

Schädel Wirbelsäule Gehirn
Rückenmark Nervenwurzeln

Mit 28 Abbildungen

Springer-Verlag
Berlin Heidelberg New York 1980

Professor Dr. AUGUSTE WACKENHEIM
Ordinarius für Radiologie an der Universität Strasbourg
Hospices Civils de Strasbourg, Service Neuroradiologie
1, Place de l'Hôpital, F-67005 Strasbourg Cedex

Titel der französischen Originalausgabe:
Neuroradiologie (ABC de Radiodiagnostic).
© by Masson, Paris New York Barcelona Milan 1978

ISBN-13: 978-3-540-10078-2   e-ISBN-13: 978-3-642-67651-2
DOI: 10.1007/978-3-642-67651-2

CIP-Kurztitelaufnahme der Deutschen Bibliothek
Wackenheim, Auguste
Neuroradiologie: Schädel, Wirbelsäule, Gehirn, Rückenmark, Nervenwurzeln/A. Wackenheim. – Berlin, Heidelberg, New York: Springer, 1980.
(Heidelberger Taschenbücher; Bd. 206)
Einheitssacht.: Neuroradiologie ⟨dt.⟩

Das Werk ist urheberrechtlich geschützt. Die dadurch begründeten Rechte, insbesondere die der Übersetzung, des Nachdruckes, der Entnahme von Abbildungen, der Funksendung, der Wiedergabe auf photomechanischem oder ähnlichem Wege und der Speicherung in Datenverarbeitungsanlagen bleiben, auch bei nur auszugsweiser Verwertung, vorbehalten. Bei Vervielfältigungen für gewerbliche Zwecke ist gemäß § 54 UrhG eine Vergütung an den Verlag zu zahlen, deren Höhe mit dem Verlag zu vereinbaren ist.

© by Springer-Verlag Berlin Heidelberg 1980.

Die Wiedergabe von Gebrauchsnamen, Handelsnamen, Warenbezeichnungen usw. in diesem Werk berechtigt auch ohne besondere Kennzeichnung nicht zu der Annahme, daß solche Namen im Sinne der Warenzeichen- und Markenschutz-Gesetzgebung als frei zu betrachten wären und daher von jedermann benutzt werden dürften.

Herstellung: G. Appl, Wemding

2124-3130/543210

*Mein bester Dank gilt meinem Schüler aus
Lahr, Dr. Reiner Naegelein, der mir bei der
Übersetzung behilflich war.*

A. WACKENHEIM

Vorwort zur französischen Ausgabe

Die alphabetische Reihenfolge ABC soll ersten Kontakt, Einführung und Beginn eines langen Lernprozesses andeuten. In dieser Hinsicht hat das von A. Wackenheim, dem neuen Ordinarius des Straßburger Lehrstuhles für Radiologie, geschriebene Büchlein zu Recht seinen Platz in der von J. P. Monnier für praktische Ärzte und Studenten herausgegebenen Edition.

Der Autor versteht es, sich auf das Wichtigste zu beschränken und die Hauptsache eines Themas in prägnanter Kürze, ergänzt durch informative Zeichnungen, darzulegen. Dieses erste ABC kann als Modell angesehen werden. Die Röntgendiagnostik kommt zur Anatomie des Lebenden zurück: eine in Vergessenheit geratene Anatomie, ohne die es keine „Semiologie", keine Diagnostik und keine Therapie gibt. Diese Anatomie ist mit normalen und pathologischen Schemata, die das Röntgenbild vereinfachen, dargestellt. Auch nach Einführung der Isotopen- und Ultraschalldiagnostik bleibt das traditionelle Röntgenbild im Vordergrund der Röntgendiagnostik. Der Autor schlägt eine neue Rangordnung der Röntgenuntersuchungen des Nervensystems vor. In dieser Hierarchie steht die Computertomographie oft als erste und einzige Untersuchung, so daß andere unangenehme oder gefährliche Untersuchungen unnötig werden.

Wir nähern uns heute einem Punkt, an dem die Datenverarbeitung der diagnostischen Parameter weit die Grenzen der konventionellen Röntgendiagnostik überschreitet. Der rasche technische Fortschritt und die Erstellung von Bildern, die nicht auf der Grundlage von Röntgenstrahlen entstehen, gebieten eine neue Rangordnung, die in nicht mehr allzu weiter Zukunft liegt.

H. FISCHGOLD
J.-P. MONNIER

Inhaltsverzeichnis

Kapitel I. Untersuchungsmethoden der Neuroradiologie 1

Kapitel II. Indikation neuroradiologischer Untersuchungen 7

Schädel- oder Wirbelsäulentrauma 7
Epilepsie 15
Halbseitenlähmung 16
Querschnittslähmung 18
Subarachnoidalblutung 20
Hirndrucksteigerung 20
Hydrocephalus 22
Isolierte Kopfschmerzen 23
Hypophyso-hypothalamische Endokrinopathie 25
Neuralgie 27

Kapitel III. Schädel und Gehirn 33

Schädel 33
Abnorme Größe und Form 33
Abnorme Größe 33
Abnorme Form 33

Hirndrucksteigerung 35
Schädelfrakturen 38
Schädellücken 45
Auftreibungen und Hyperostosen am Schädel 49
Auftreibungen 49
Hyperostosen 50

Mißbildungen (Kalotte, Basis) 51
Kalotte 51
Basis 51

Knochentumoren 56

IX

Intrakranielle Verkalkungen 56
Physiologische intrakranielle Verkalkungen 56
Pathologische intrakranielle Verkalkungen 59
Spontaner Pneumocephalus (Pneumatocephalus) 64
Gehirn 65
Hämatome 65
Geschwülste 69
Meningeome 73
Tumoren der Hirnhemisphären, regionale Expansionssyndrome
und cerebrale Hernien 74
Hirnstammtumoren 77
Kleinhirntumoren 77
Intraventriculäre Geschwülste 79
Hypophysengeschwülste 80
Tumoren des Kleinhirnbrückenwinkels 80
Opticusgliome 81

Gehirnatrophien 83
Gefäßmißbildungen 85
Stenosen und Thrombosen 89
Fehlbildungen von Gehirn und Hirnhäuten 93
Infektionen 98

Kapitel IV. Die Wirbelsäule und ihr Inhalt 99

Die Wirbelsäulensegemente 99
Der Wirbel, die Bandscheibe: Veränderungen ihrer
Beziehungen und Bewegungen 104
Hauptanomalien der Wirbel und Bandscheiben im Röntgenbild . . 109
Wichtigste Krankheiten der knöchernen Wirbelsäule 118
Wichtigste Krankheiten der Organe im Wirbelkanal
(Rückenmark, Wurzeln, Häute, Arterien, Venen) 130

Sachverzeichnis 138

Kapitel I. Untersuchungsmethoden der Neuroradiologie

Die allgemeinen Röntgentechniken und Methoden findet man in verschiedenen anderen Werken. Hier werden einige spezifische neuroradiologische Methoden in Erinnerung gerufen. Die Computertomographie wird etwas ausführlicher abgehandelt.

Nativaufnahmen. Diese Aufnahmen sind leicht ausführbar und benötigen keine speziellen Apparaturen. Ein **besonderes** Gerät für die Schädeldiagnostik erleichtert jedoch die Aufnahmebedingungen für den Patienten. Die Nativaufnahmen werden ohne Vorbereitung des Patienten ausgeführt. Man wird bei verletzten Patienten besonders vorsichtig sein, solange man die Traumafolgen nicht kennt, zumal sich z. B. bei Vorliegen einer Fraktur des Dens axis oder einer Ruptur des Ligamentum transversum **bei unangemessenen Lagerungs- oder Einstellungsversuchen** schwere Komplikationen ergeben können.

Die häufigsten Nativaufnahmen sind folgende:
- Schädelaufnahmen in drei Ebenen: frontal, lateral, axial,
- Wirbelsäulensegmente (cervical, thorakal, lumbal) und Wirbelsäulenübergänge (cervicoccipital, cervicothorakal und lumbosacral),
- Vergrößerungsaufnahmen einer bestimmten Gegend oder einer zuvor erkannten Läsion,
- Nativaufnahmen in besonderer Stellung des Patienten: Funktionsaufnahmen (dynamische Aufnahmen).

Konventionelle Tomographie. Lineare, kreisförmige oder komplexe (hypocycloidale) Verwischungsverfahren werden zur Schichtuntersuchung von Knochen und von bestimmten Strukturen nach Kontrastmittelgabe benützt.

Röntgenuntersuchung mit Kontrastmitteln. Diese Untersuchungen belasten
- *den Patienten* weil es sich um schmerzhafte, Anästhesie benötigende Untersuchungen handelt, die mit einer gewissen Komplikationsrate behaftet sind,

- *die Mediziner* und die medizinischen Hilfskräfte, weil die Strahlenbelastung trotz des Strahlenschutzes nicht zu vernachlässigen ist,
- den Haushalt einer Röntgenabteilung, weil diese Untersuchungen hohen Filmverbrauch, teure Apparate und oft die stationäre Aufnahme des Patienten erfordern.

Im Schädelbereich werden Kontrastmittel „injiziert" oder „insuffliert" zur Darstellung von blut- oder liquorhaltigen Strukturen, und zwar
- *in die Ventrikel:* Gasventriculographie oder positive Ventriculographie mit wasserlöslichen oder öligen jodhaltigen Kontrastmitteln,
- *in die Zisternen:* Zisternographie (mit denselben Kontrastmitteln wie bei der Ventriculographie),
- *in die Subarachnoidalräume des Spinalkanals.*

Im Bereich des Spinalkanals von CO bis L1 werden jodhaltige Kontrastmittel oder Gas zur Darstellung des Rückenmarks (Myelographie) benutzt. Im lumbalen Wirbelsäulensegment werden nur wasserlösliche jodhaltige Kontrastmittel zur Darstellung der Cauda equina verwendet (Radiculosaccographie).

Angiographie. Bei dieser Methode wird entweder durch eine Punktionsnadel oder durch einen von der Arteria femoralis her eingeführten Katheter (Seldinger-Methode) ein wasserlösliches Jodkontrastmittel injiziert. So wird zuerst das Lumen der Arterien (Arteriographie) und sodann das Lumen der entsprechenden Venen (Phlebographie) röntgenographisch dargestellt. Je nach klinischer Fragestellung wird man eine Angiographie der Arteria carotis interna, externa oder communis, der Arteria vertebralis, des Aortenbogens und seiner Äste oder der Arteriae spinales durchführen.

Serienaufnahmen. Zur Demonstration von schnell veränderlichen Phänomenen (Kontrastmitteldurchfluß bei Angiographien) wird eine Reihe von Röntgenfilmen rasch nacheinander belichtet (Frequenz bis zu 6 Bilder pro Sekunde).

Phlebographie. Außer der schwach kontrastierenden Phlebographie durch Rückfluß, die man bei jeder Arteriographie vorfindet, werden Phlebographien selektiv durch Direktpunktion oder über Katheter ausgeführt (cervicale, lumbale, orbitale Phlebographie).

Zintigraphie. Parenteral, intravasal oder intrathekal werden dem Patienten radioaktive Tracer verabreicht. Durch Szintigraphie wird dann die Verteilung, Migration und Diffusion des Radionuklids beobachtet.

Thermographie und Xerographie. Sie finden nur selten Verwendung in der Neuroradiologie.

Echographie. Sie kann noch zur Untersuchung einer Mittellinienverschiebung benutzt werden. Es gibt aber für die Echographie kaum echte Indikationen auf dem Gebiet der Neuroradiologie.

Computertomographie (CT) (Abb. 1). Diese neue Untersuchungsmethode wurde 1961 von *Oldendorf* beschrieben und von *Hounsfield* und *Ambrose* 1973 praktisch angewendet.

Der Computertomograph besteht aus drei Hauptteilen:

1. einer Röntgenstrahlenquelle, die ein konstant eng ausgeblendetes Strahlenbündel liefert, welches das zu untersuchende Objekt abtastet in einer Doppelbewegung (Translation und Rotation, Abb. 1),

2. einem System von Szintillationsrezeptoren, das die Intensität des aus dem Objekt kommenden Strahles mißt,

3. einem Computer, der die Absorptionsunterschiede integriert und ein Bild aufbaut. Die Berechnungen sind nach Konvolutionsalgorithmen und Fourier-Koeffizienten programmiert.

Das Auflösungsvermögen einer CT-Einrichtung wird von Jahr zu Jahr größer und kann ohne weiteres 500 verschiedene Werte zwischen der Dichte des Knochens und der Luft unterscheiden. Ein Nativröntgenbild unterscheidet unter denselben Bedingungen nur ungefähr 10 verschiedene Grauwerte.

Das eng ausgeblendete Röntgenstrahlenbündel ist ständig auf die Rezeptoren zentriert. Während der Strahl einmal das Objekt abtastet (Translation), werden mehrere Hundert Informationen aufgenommen.

Die neueren Apparaturen zielen auf zwei Verbesserungen hin:

1. Verkürzung der Abtastzeiten,

2. ein größeres Angebot an Einzelinformationen und dadurch eine verbesserte Rentabilität der Detektoren (Proportionalität, Reaktionsgeschwindigkeit).

Für die computertomographische Untersuchung des Schädels haben die meisten Apparaturen noch eine Matrix mit 160 Einzelinformationen, die bei einer Translationsbewegung aufgenommen werden. Bei 180 verschiedenen Stellungen der Translationsbewegung kommt man damit auf $160 \times 180 = 28800$ Elementarinformationen, so daß das kleinste untersuchte Volumen $0{,}75 \times 10$ mm groß ist. Die Resultate können dann in digitaler Form untersucht oder auf einem Kathodenschirm abgebildet und photographiert werden. Die verschiedenen Grauwerte können auch in verschiedenen Farben wiedergegeben werden.

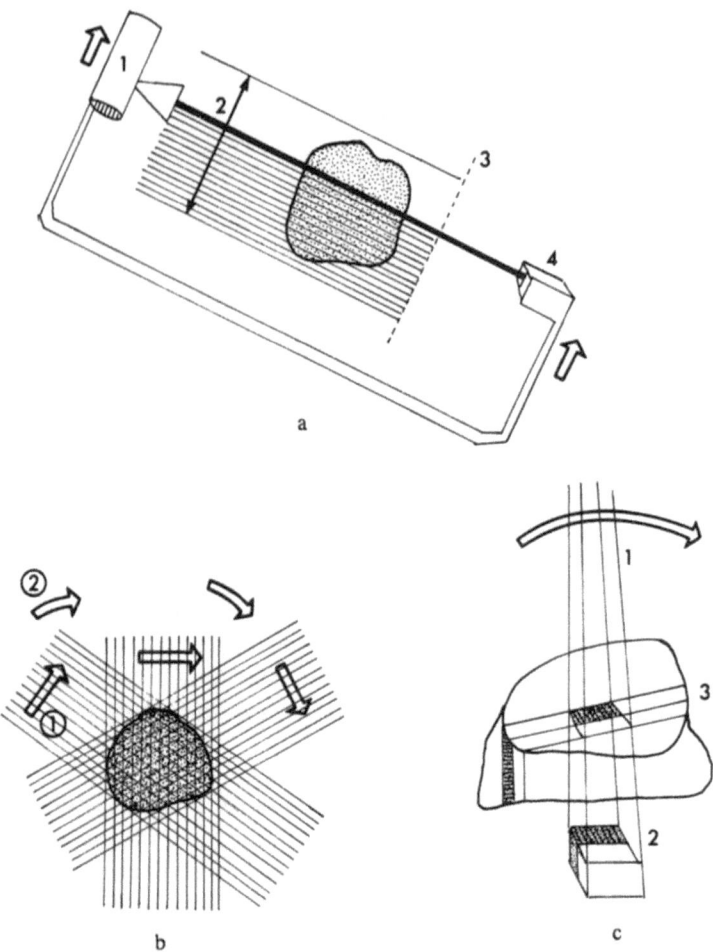

Abb. 1a–c. *Computertomographie.* **a** Schema der Translationsbewegung des Röntgenstrahlenbündels (*1*), das das Objekt im Untersuchungsgebiet (*2*) abtastet, d. h. durch eine Hin- und Herbewegung erfaßt. Das Strahlenbündel wird regelmäßig durch einen „chopper" (*3*) zur Erzielung von Elementarinformationen unterbrochen, die von zwei Detektoren (*4*) registriert werden. **b** Nach einer Translationsbewegung (*1*) kommt es zu einer Rotationsbewegung (*2*), wodurch sich die Richtung des Abtastvorgangs ändert. **c** Dadurch wird eine Schicht untersucht, deren Dicke (*3*) der Breite des Strahlenbündels (*1*) entspricht. Durch Verwendung von zwei benachbarten Detektoren hinter dem Objekt wird die Schicht halbiert (*2*). Dadurch wird die Information bei jedem Abtastvorgang an zwei benachbarten Schichten erfaßt

Die Computertomographie ermöglicht es, sehr kleine Absorptionsunterschiede im intrakraniellen Raum festzustellen. Damit können Hämatome, Tumoren, Abszesse, Infarkte, Cysten und Nekrosen im Gehirn unterschieden werden. Diese Methode ist umso wertvoller, als sie vollständig schmerz- und gefahrlos für den Patienten ist, der darüber hinaus nicht mehr mit Strahlen belastet wird als durch eine gewöhnliche Nativuntersuchung des Schädels. Zusätzlich zum ,,Nativscan" kann man einen ,,Kontrastscan" aufzeichnen. Dabei werden durch intravenöse Gabe von jodhaltigen Kontrastmitteln die Absorptionswerte von gewissen malignen oder gefäßreichen Prozessen gesteigert. Die Computertomographie hat sich hauptsächlich in der Neurologie, Neurochirurgie und Ophthalmologie bewährt. Durch Xenon-Inhalation kann auch die Absorption im normalen Gehirnparenchym gesteigert werden.

Kapitel II. Indikation neuroradiologischer Untersuchungen

In diesem Kapitel werden einige typische klinische Fragestellungen an den Neuroradiologen erläutert. Es muß jedoch daran erinnert werden, daß jeder Patient eine Ausnahme sein kann und diese Beschreibung dann nur teilweise auf ihn zutrifft.

Schädel- oder Wirbelsäulentrauma

Der Schädelverletzte hat ganz unterschiedliche Symptome, je nachdem, ob es sich um ein frisches oder altes Trauma handelt und in Abhängigkeit von der Intensität des Traumas (einfache Commotio oder Gehirnsubstanzschaden), von der Ausdehnung der Schäden und von der Funktion der beschädigten Gebiete. (Es gibt stumme Gebiete wie die Frontallappen, epileptogene Gebiete im Bereich der Temporallappen und vitale Gebiete wie den Hypothalamus und die Medulla oblongata.)
   Wir werden deshalb zwei Kategorien schematisch abhandeln:
   1. schwere Hirnverletzungen mit neurologischen Ausfällen und Bewußtseinsstörung
   2. Gehirnerschütterungssyndrome (postkommotionelles Syndrom)
   Schließlich werden wir auch spezifische Probleme betrachten, die sich bei Leicht- und Schwerverletzten stellen können (carotido-cavernöse Fistel, Rhino + liquorrhöe, spontaner Pneumocephalus, posttraumatische intellektuelle Leistungsverminderung).
   Dies betrifft auch den Wirbelsäulenverletzten, für den sich orthopädische Probleme stellen können und für den die therapeutischen Möglichkeiten weitaus geringer sind, wenn auch das Rückenmark betroffen ist.

Schwere Hirnverletzung mit neurologischen Ausfällen und Bewußtseinsstörung

Eine mit Vorsicht gemachte Nativaufnahme des Schädels gibt Aufschluß über Frakturen und Impressionen. Die Aufnahme der Halswirbelsäule unterrichtet über eine eventuelle schwerwiegende Läsion: Densfraktur

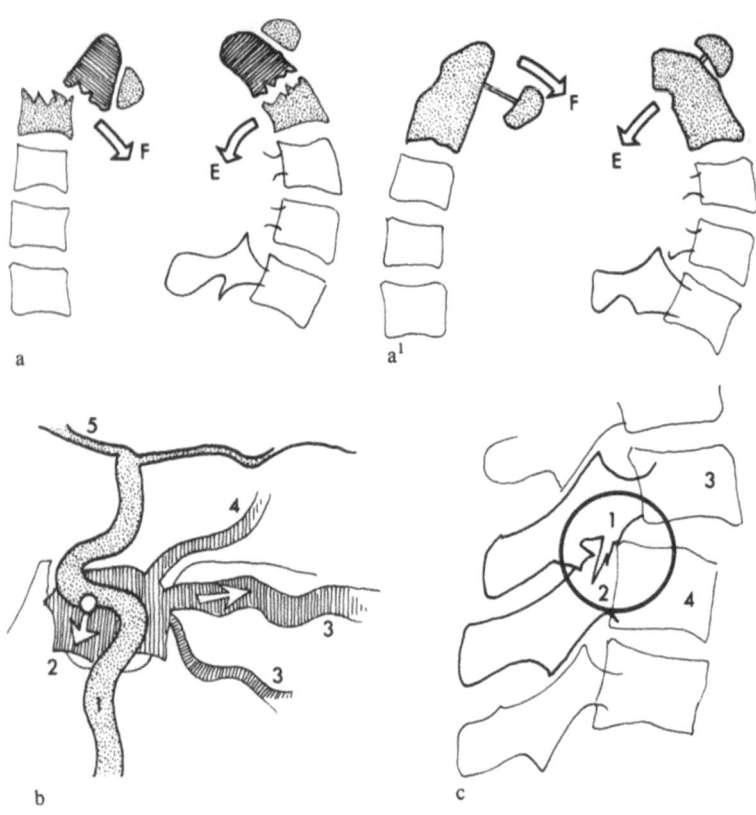

Abb. 2. a Fraktur des Dens axis (reduzierbar durch Extension des Kopfes). **a'** Ruptur des Ligamentum transversum (ebenfalls reduzierbar durch Extension des Kopfes). **b** Posttraumatische carotidocavernöse Fistel. Das arterielle Blut aus der Carotis (*1*) fließt in den Sinus cavernosus (*2*) und dann gegen den Strom in die Venae ophthalmicae (*3*) und Vv. fossae Sylvii (*4*). Dieses Phänomen führt somit zu einer „Blutumleitung" bzw. zu einem „Steal-Effekt" mit nachfolgender Ischämie im intrakraniellen Carotisgebiet (*5*). **c** Fraktur der Processus articulares inferiores (*1*) und superiores (*2*) zweier Wirbel mit Verschiebung des oberen Wirbels (*3*) auf dem unteren (*4*) nach vorn **d** Computertomographie: Ein kleiner vierter Ventrikel (*links*) und große Seitenventrikel (*Mitte und rechts*) sind charakteristisch für einen stenosierenden Prozeß im Aquäduktbereich (Aquäduktstenose) **4** Frontoparietales Hämatom rechts mit Ventrikelblutung **f** Blutung im vierten Ventrikel. **g** Parietales Hämatom rechts. **h** Temporozentrales Hämatom rechts. **4** Schläfenlappenhämatom links. **j** Hämatom im linken Seitenventrikel. **k** Subdurales Hämatom mit Hypodensität (*1*). Zum Scheitel hin ist eine bandförmige Zone verminderter Dichte zu erkennen, die die Grenze zwischen komprimiertem Hirngewebe und eigentlichem Hämatom anzeigt (*2*)

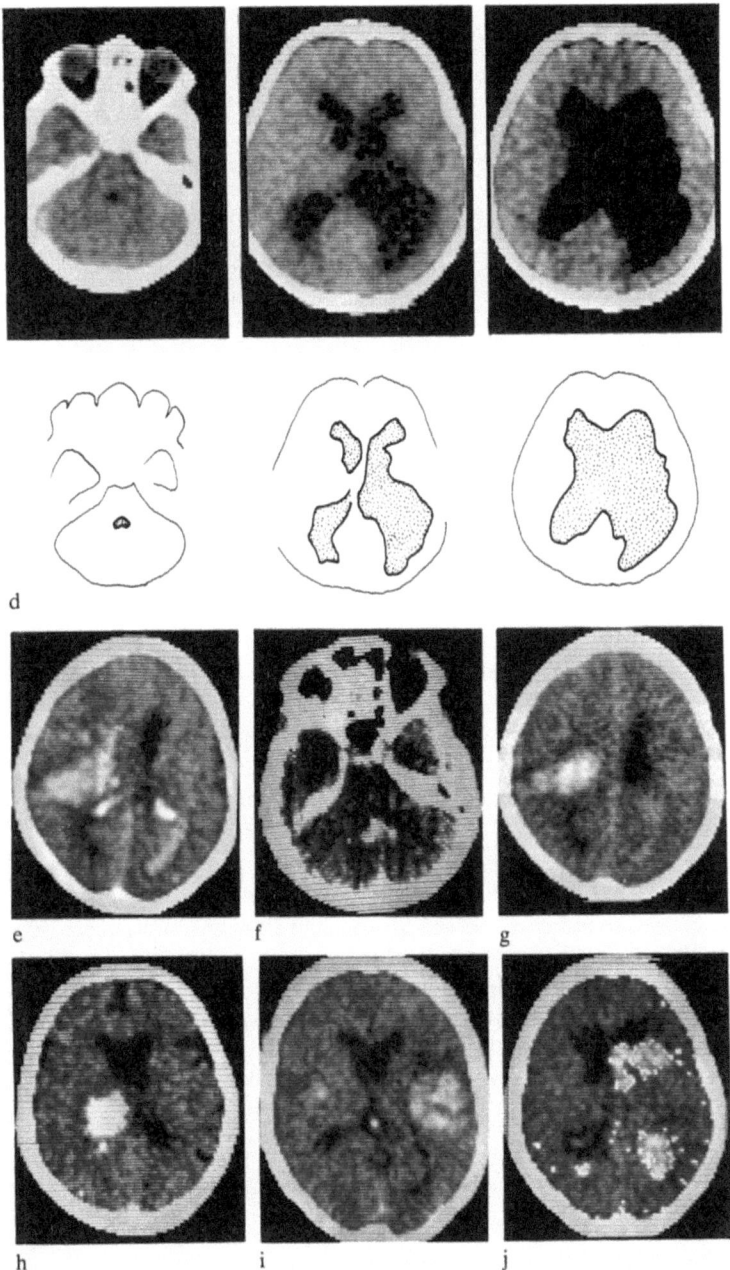

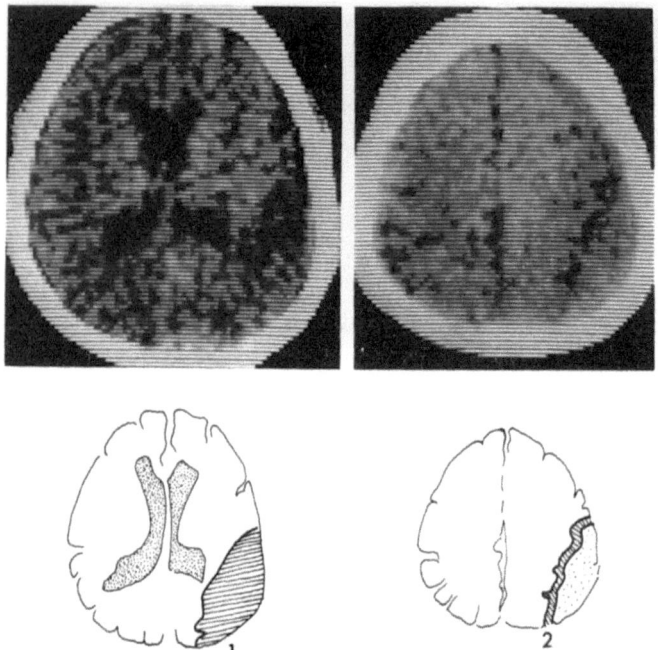

Abb. 2. k

(Abb. 2a) oder abgerissenes Ligamentum transversum (Abb. 2a) mit C1-C2-Dislokation und Kompression der Medulla.

Zwei computertomographische Schichtbilder, das eine in Höhe der hinteren Schädelgrube, das andere in Höhe der Parietallappen zeigen rasch folgende Komplikationen:
- das pericerebrale Hämatom (ein- oder beidseitig); das epidurale Hämatom ist besonders gefährlich und muß als neurochirurgischer Notfall behandelt werden (Abb. 2k);
- das intracerebrale Hämatom (Abb. 2e–j),
- das Hämatom des Hirnstammes, dessen Prognose sehr schlecht ist.

Fehlt ein Computertomographiegerät oder kann im computertomographischen Befund keine klare Aussage über die Ausdehnung des Hämatoms gemacht werden, so wird man angiographieren müssen.

Eine schwere Hirnverletzung wird in speziellen Reanimationszentren überwacht und behandelt. Die obengenannten Nativaufnahmen werden generell ausgeführt. Auch die Computertomographie sollte grundsätzlich angewandt werden. Wenn das nicht möglich ist, wird die Angiographie durchgeführt, sobald ein Hämatomverdacht besteht.

Gehirnerschütterungs-Syndrom (postkommotionelles Syndrom)

Zur Abklärung eines frischen oder alten Gehirnerschütterungs-Syndroms sollte man folgende Röntgenuntersuchungen durchführen:
- Nativaufnahme des Schädels
- Nativaufnahmen der Felsenbeine, wenn sich Ausfälle des Hör- oder des Gleichgewichtsorgans nachweisen lassen (zur Fahndung nach Mikrofrakturen im Labyrinth). Dazu werden spezielle Felsenbeineinstellungen benötigt: Schüller (für den Mastoidfortsatz), Stenvers und Chaussé (für die Pyramiden)
- Nativaufnahmen des Schädel-Hals-Überganges und dynamische Aufnahmen (Flexion und Extension) der Halswirbelsäule. Diese Röntgenuntersuchungen sind indiziert, wenn der Patient über spontanen oder durch Palpation oder Kopfbewegungen bedingten Schwindel und über Hinterhauptschmerzen klagt. Die Röntgenbilder zeigen dann funktionelle Blockierungen zweier oder mehrerer Wirbel sowie Instabilitäten wie z. B. die Dislokation zwischen dem ersten und zweiten Halswirbel durch ein abgerissenes Ligamentum transversum (Abb. 2a). Die Röntgenanalyse muß auch nach Frakturen der Processus articulares fahnden, besonders wenn ein Schiefhals oder eine Bewegungseinschränkung der Halswirbelsäule besteht (Abb. 2c).

Spezifische Probleme

Carotidocavernöse Fistel. Klinisch entsteht ein posttraumatischer pulsierender Exophtalmus dadurch, daß das Blut aus der Carotis in den Sinus cavernosus fließt und von dort gegen den Strom in die affluenten Venen (also in die Venen der Orbita). Dadurch kommt es zu einem raumfordernden Ödem in der Orbita. Die Carotisangiographie führt zur Diagnose (Abb. 2b).

Rhino-liquorrhöe (Abb. 7a) *oder Liquorfistel.* Es besteht eine Fraktur der intrakraniellen Wand einer Nebenhöhle des Schädels, so daß der Liquor durch die Nasenhöhlen fließt. Röntgenographisch werden direkte und indirekte Zeichen gesucht.
- *Direkte Zeichen:* auf dem Röntgenbild sichtbare Fraktur oder Lücke an der hinteren Stirnhöhlenwand, an der oberen Wand der Ethoidalzellen, am Sinus sphenoidalis oder sogar am Warzenfortsatz. Von letzterem kann der Liquor via Trompete in den Pharynx fließen.
- *Indirekte Zeichen:* verschleierte Pneumatisation durch den Liquorfluß in der Nähe der Knochenläsion.

Spontaner Pneumatocephalus. Die auf der Schädelnativaufnahme nachweisbare, unterschiedlich große Luftblase entsteht dadurch, daß eine Verbindung zwischen einer Nebenhöhle des Schädels und dem intrakraniellen Raum entsteht (s. Abb. 6h). Dieser spontane Pneumocephalus kann Folge eines Traumas sein und dadurch auf einen Nebenhöhlenwandbruch hindeuten, genau wie bei einer Liquorfistel. Die Röntgenuntersuchung sollte den Ursprung des Pneumocephalus klären und die genaue Lokalisation (subarachnoidal, intraventriculär, intracerebral oder komplex) aufdecken.

Posttraumatische intellektuelle Leistungsminderung *(cerebrale Atrophie, posttraumatische Demenz).* Die posttraumatische Atrophie ist eine der Domänen der Computertomographie. Es lassen sich dabei folgende Diagnosen stellen (s. Abb. 18f):
– die corticale Gehirnatrophie mit Erweiterung der Furchen und Zisternen
– die corticale und subcorticale Atrophie mit Erweiterung der Furchen und Zisternen einerseits und der Ventrikel andererseits,
– die Atrophie mit Ventrikelerweiterung durch fehlerhafte Liquorresorption, die durch eine posttraumatische Arachnitis bedingt ist (Verwachsungen nach Blutung in den Basalzisternen).

Schwere Wirbelsäulenverletzung (Querschnittslähmung)

Folgende allgemeine Regeln sind bei der Röntgenuntersuchung zu beachten:
– große Vorsicht beim Verschieben des Patienten auf dem Röntgentisch, um nicht zusätzlich Läsionen zu setzen, wo es sich nur um einen spinalen Schock handelt. Man wird auf den „Perfektionismus des schönen Bildes" verzichten.
– Man wird nach einer Fraktur suchen, die durch Vorspringen in den Kanal oder durch Luxation eine spinale Läsion bedingt und eventuell einer chirurgischen Therapie bedarf.
– Man wird auch bedenken müssen, daß neurologische Ausfälle durch vaskuläre Komplikationen bedingt sein können und dann nicht von einer Notfalldiagnose abhängen, sondern vielleicht später durch spinale Angiographie erkannt werden.
– In Einzelfällen wird man zur Myelographie mit einem öligen Kontrastmittel greifen, um eine akute Kompression genau zu lokalisieren, wenn es sich mit Sicherheit um eine präoperative Untersuchung handelt.

Leichte Wirbelsäulenverletzung ohne neurologische Ausfälle
Da es keine medullären Ausfallerscheinungen gibt, kann man ohne Zeitdruck folgende Röntgenuntersuchungen durchführen:
– Nativaufnahmen der Wirbelsäule im sagittalen und lateralen Strahlengang, wenn es um das thorakale Segment geht, und mit zusätzlichen Schrägeinstellungen im Falle des cervicalen oder lumbalen Segments.
– Es kommt in allen Fällen auf eine gute Darstellung der Processus articulares an, besonders auf den Schrägaufnahmen der Hals- und Lendenwirbelsäule (Analyse des „Hundekopfes" (Abb. 3h); auch wird auf eine Stufenbildung im Bereich des vorderen und besonders des hinteren Randes der Wirbelkörper im seitlichen Bild geachtet (Abb. 3e). In besonders schwierigen Fällen wird der Durchmesser des Spinalkanals gemessen. Normalwerte für den cervicalen Bereich finden sich auf S. 126. Man wird auch die nichttraumatischen Veränderungen erläutern: Osteochondrosen. Arthrosen, Fehlbildungen oder Knochentumoren (z. B. Metastasen, evtl. mit pathologischen Wirbelkörperfrakturen), denn diese Zustände führen zu Verschlimmerungen, Komplikationen, Widersprüchen und Rentenproblemen. Nur selten finden Wirbelsäulenschmerzen und Wurzelschmerzen kein röntgenographisches Korrelat, wie z. B. Hämatome in den paravertebralen Weichteilen, axiale Funktionsversteifungen, Minifrakturen an den Gelenkfortsätzen mit Instabilität, Dehnung (Zerrung) des Ligamentum transversum. In bestimmten Fällen bestehen Zweifel über eine cervicale oder lumbale Discushernie (cervicobrachiale Neuralgie, Ischiassyndrom). Hier kann eine cervicale Myelographie (mit Gas oder wasserlöslichen Kontrastmitteln) oder eine Radiculosaccographie mit wasserlöslichem Kontrastmittel im lumbalen Bereich zur Diagnose führen.

Selten kommt es zu einer posttraumatischen Kompression der Arteria vertebralis in ihrem cervicalen Abschnitt mit dem charakteristischen Schwindelgefühl bei Wendung des Kopfes. Sollte dieses Symptom stark ausgeprägt und konstant sein, so wird eine Vertebralisangiographie durchgeführt und dabei der Kopf während der Aufnahmen in die „pathogene Stellung" gebracht (s. Abb. 19e). Am Plexus brachialis und lumbosacralis kann es zum Ausriß von verschiedenen Wurzeln kommen, die mit positiver Myelographie gut dargestellt werden können.

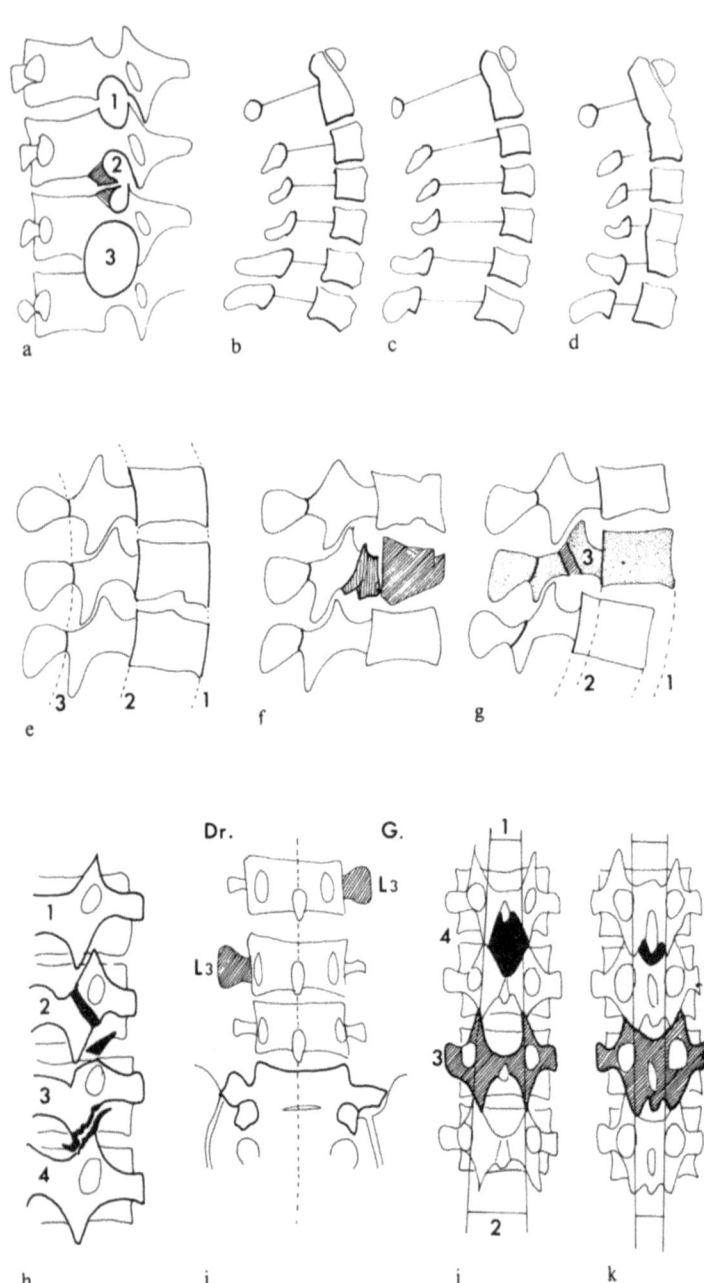

Epilepsie

Zwei Umstände sind zu unterscheiden:

Generalisierte, als genuin betrachtete Epilepsie

Bei solchen Patienten ist nicht mit einer umschriebenen Gehirnläsion zu rechnen; man begnügt sich daher i. allg. mit zwei Röntgenuntersuchungen zum Ausschluß morphologisch faßbarer Veränderungen:
– Nativaufnahmen des Schädels,
– Computertomographie. Sollten diese Untersuchungen einen pathologischen Befund ergeben, so würde es sich um einen Patienten der folgenden zweiten Gruppe handeln.

Epilepsie mit Verdacht auf Gehirnläsion

Der Verdacht beruht auf der Klinik (Lokalisation eines neurologischen Ausfalles oder spezielle focale Anfälle), auf der elektroencephalographischen Untersuchung (Focus) oder auf dem Nativröntgenbild (Lücke, Hyperostose, Verkalkung).

◁ **Abb. 3. a** Foramina intervertebralia in der Schrägaufnahme der Halswirbelsäule. Normales Foramen (*1*), Verengung des Foramen durch Osteophyten (*2*), Vergrößerung des Foramen durch ein Neurinom der Nervenwurzel (*3*). **b** Normaler Spinalkanal (normaler sagittaler Durchmesser), **c** vergrößerter sagittaler Durchmesser, **d** fehlgebildeter verengter Spinalkanal. **e** Parallele Ausrichtung der Strukturen im Seitenbild: vorderer Wirbelkörperrand (*1*), hinterer Wirbelkörperrand (*2*), hintere Spinalkanalwand (*3*, tangentiale Projektion der Corticalis der Processus spinosi). **f** Intracanaliculär gelegener Knochensplitter. **g** Die Spaltbildung in der Pars interarticularis des Wirbelbogens (*3*, Spondylolyse) führt zu einem ventralen Abgleiten des Wirbels (*2, 1*): Spondylolisthesis. **h** Der normale „Hundekopf" im Lumbalsegment (*1*), mit Spondylolyse (*2*), mit abgeknicktem Ohr durch Fraktur des Processus articularis (*3*), mit Spondylarthrose (*4*). **i** Übergangsfehlbildung im lumbosacralen Bereich. *Rechts:* Sacralisation des fünften Lendenwirbels (der fünfte Lendenwirbel ist mit dem Sacrum verschmolzen). *Links:* Lumbalisation des ersten Sacralwirbels. Zur Orientierung beachte man, daß der Querfortsatz des dritten Lendenwirbels am größten ist. Diese Tatsache erlaubt die Diagnose der Lumbalisation des ersten Sacralwirbels. **j** Normaler Spinalkanal im Lendenwirbelbereich. Der Abstand der Bogenabgangsfiguren (interpediculäre Distanz) nimmt bei normalem hinteren Wirbelbogen (*3*) und normaler rautenförmiger Aufhellung zwischen den hinteren Wirbelbögen (*4*) von cranial nach caudal zu (*1, 2*). **k** Fehlgebildeter verengter Spinalkanal ohne die unter **j** genannten Kriterien

In solchen Fällen wird die Röntgenuntersuchung vielseitig gestaltet: Computertomographie vor und nach intravenöser Jodperfusion, Neuroradiologische Untersuchung mit Kontrastmitteln je nach den Lokalisationsproblemen:
- *Pneumencephalographie,* wenn es sich um beiderseitige Läsionen handelt oder wenn es um die chiasmatische Zisterne oder den Kleinhirnbrückenwinkel geht;
- *Carotisangiographie,* wenn es sich um supratentorielle, frontale und parietale Syndrome handelt;
- *Vertebralisangiographie,* wenn der Patient Zeichen einer occipitalen oder infratentoriellen Läsion zeigt;
- sehr oft wird eine *allgemeine cerebrale Angiographie* durchgeführt mit Darstellung beider Carotisgebiete und des Vertebralisgebiets.

Diese allgemeine Gefäßuntersuchung ist um so notwendiger, wenn es sich um Syndrome der Übergangsgebiete zwischen Carotis und Vertebralis handelt und wenn ein Verdacht auf Gefäßmißbildungen besteht.

Halbseitenlähmung

Akute nichttraumatische Hemiplegie

Die neuroradiologische Untersuchung muß die vasculäre Ursache demonstrieren: Embolie bei jungen Patienten. Thrombose bei älteren und Hämorrhagie bei beiden (Aneurysma oder Atheromruptur bei Hypertonie).

Bei arteriellen Thrombosen handelt es sich vorwiegend um Carotisverschlüsse am Ursprung (Bifurkation s. Abb. 19b und c) oder um Verschlüsse der Media ebenfalls im Abgangsbereich (s. Abb. 19b). Viele andere Lokalisationen kommen ohne komplette Halbseitenlähmung vor (s. Abb. 19c).

Die Röntgenuntersuchung kann mit Hilfe der zuerst durchgeführten Computertomographie ein eventuell vorhandenes intracerebrales Hämatom mit seinem Ödemring und seiner Beziehung zum Ventrikelsystem (s. Abb. 2e–j) aufdecken. In zweiter Linie wird angiographiert, um eine eventuelle chirurgische Therapie zu erörtern (s. Abb. 19). Diese Arteriographie dient zur Fahndung nach arteriellen Stenosen an Verzweigungsstellen und Collateralen. Sollte eine erhöhte Vulnerabilität des Patienten bestehen (bei Risikofaktoren wie hohem Alter, Zirkulationsstörungen, schlechtem Allgemeinzustand), kann man auf die Angiographie verzichten, weil in diesen Fällen kaum chirurgisch-therapeutische Konsequenzen bestehen. Anders ist es bei Verdacht auf arterielle und arteriovenöse Fehlbildungen und besonders bei Verdacht auf eine Geschwulst.

Während sich der Verdacht auf derartige Veränderungen gewöhnlich auf hyper- oder hypodense Gebiete im Computertomogramm stützt, kann nur die Angiographie die Vascularisation dieser Zonen genau demonstrieren.

Die Folgen eines Hirninfarktes (Embolie oder Thrombose) lassen sich mit der Computertomographie deutlich darstellen: Porencephalie (Defekt im Gehirnparenchym mit oder ohne Verbindung mit dem Subarachnoidalraum und den Ventrikeln) und Gehirnatrophie, die oft eine ganze Hemisphäre betrifft.

Progressive Hemiplegie

In diesem Falle wird man sowohl beim Jugendlichen als auch beim Erwachsenen zu folgenden Untersuchungen greifen:
- *Nativaufnahmen des Schädels:* Zeichen der chronischen Hirndrucksteigerung (Sella beim Erwachsenen, Nähte beim Kind), Verkalkungen, nach lateral verschobene Zirbeldrüse, Knochenveränderungen durch Meningeome (Lücken, Hyperostosen).
- *Eine computertomographische Untersuchung,* deren negatives Resultat zwar von einer Angiographie absehen läßt, die aber nach sechs Wochen wiederholt werden muß. Durch pathologische Befunde im Computertomogramm kann eine Angiographie indiziert sein.

Schematisch kann man hier folgende Umstände unterscheiden:

Beim Kind und Jugendlichen stellt sich die Frage einer Gefäßmißbildung. Die früher notwendige Gasencephalographie zum Nachweis einer einseitigen cerebralen Atrophie ist heute unnötig geworden, weil dieser Befund schon im Computertomogramm diagnostiziert wird.

Beim Erwachsenen stellt sich hingegen die Frage einer einseitig erworbenen Atrophie, einer Geschwulst oder chronischer Gefäßerkrankungen. Man wird also hier leicht die Indikation zu einer Angiographie stellen.

Bei progressiver Hemiplegie nach einer Entbindung oder nach Infektionen (Angina, Phlebitis, Nebenhöhlenentzündung) wird man grundsätzlich zur Angiographie greifen, um das Venensystem genau zu untersuchen, denn nur so kann man frühzeitig (vor dem Stadium des Gehirnabscesses) eine cerebrale Phlebitis erfassen.

Es gibt eine allgemeine Regel: wenn die Röntgenuntersuchungen die Ätiologie einer progressiven Hemiplegie nicht aufdecken, so muß man mehrere Jahre lang diese Untersuchungen alle sechs Monate wiederholen.

Querschnittslähmung

Für eine akute sich allmählich entwickelnde Querschnittslähmung kommen einige allgemeingültige Regeln in Betracht. Man wird in allen Fällen Nativaufnahmen der Wirbelsäule anfertigen und dies besonders im Gebiete des Niveaus der Lähmung. Diese Aufnahmen werden über die Knochenstruktur der Wirbel unterrichten, aber auch die Diagnose eines erweiterten oder engen Spinalkanals stellen lassen. Diese Filme können die Ätiologie der Querschnittslähmung zeigen (zerstörter Wirbel) oder indirekte Zeichen des Tumorursprungs (lokalisierte Lücken oder Hyperostosen) aufdecken.

Ein vergrößertes Foramen intervertebrale ist ein indirektes Zeichen eines radiculären Neurinoms (Sanduhrgeschwulst), das auch ohne große Knochenveränderungen einhergehen kann, indem es sich beiderseits des Foramen entwickelt. Die genaue Lokalisation einer Kompression der Medulla oder der Cauda equina ist jedoch die Aufgabe von Untersuchungen mit jodhaltigen Kontrastmitteln oder mit Gas.

Akute Querschnittslähmung

Die Diagnose ist oft schon dadurch erleichtert, daß die Lähmung nach einem Trauma oder bei einem Krebskranken vorkommt. In diesen Fällen wird man sofort eine Myelographie durchführen, um die Kompression zu lokalisieren.

Wenn andererseits die akute Querschnittslähmung aus heiterem Himmel auftritt, stellen sich beim Erwachsenen zwei Fragen:

Kompression. Handelt es sich um eine Kompression auf dem Boden einer malignen Wirbelerkrankung (z. B. Metastase)? Nativaufnahmen und Myelographie beantworten diese Frage.

Trombose. Handelt es sich um eine Thrombose mit spinalem Infarkt durch Atherom oder Gefäßmißbildung? Diese Frage wird durch die spinale Angiographie beantwortet (transfemorale Darstellung der Spinalarterien). Diese hat allerdings einige Risiken und benötigt eine strenge Indikationsstellung.

Progressive Querschnittslähmung

Bei diesen Patienten stellen sich die Probleme ganz anders. Die meisten chronischen Querschnittslähmungen entstehen auf Grund degenerativer Erkrankungen des Nervensystems wie z. B. bei der multiplen Sklerose. Die Neuroradiologie wird in diesen Fällen eine Ausschlußdiagnostik betreiben, denn „der beste Dienst, den man einem Patienten mit multipler Sklerose erweisen kann, ist zu zeigen, daß es sich bei seiner Krankheit um einen benignen Tumor oder um ein arteriovenöses Aneurysma handelt". Bei diesen Patienten wird man ohne Zeitdruck besonders sorgfältig röntgen, weil ja kein Notfall vorliegt. Man wird deshalb zuerst eine genaue Nativuntersuchung durchführen, und zwar
– des Schädel-Hals-Übergangs der fehlgebildet und insbesondere stenosiert sein kann,
– des cervicalen und thorakalen Spinalkanals, dessen Durchmesser genau gemessen wird,
– der Wirbelsäule, besonders an den Stellen, an denen die neurologische Untersuchung ein Läsionsniveau zu zeigen scheint.

Diese Röntgenanalyse beinhaltet sowohl die Untersuchung der Knochendichte, der Form und Struktur der Wirbel und ihrer Teile (Körper, Pediculus, Isthmus, Lamina, Processus articularis, transversus et spinosus) als auch die Analyse der Zwischenwirbelräume und Wirbelausrichtung.

Eine wertvolle Regel: *eine Läsion kann sich in dem schwierig zu untersuchenden cervicothorakalen Übergang befinden.* Bevor man zu invasiven Kontrastmitteluntersuchungen greift, wird man in Einzelfällen zuerst ein Computertomogramm durchführen. Dies geschieht bei umschriebener Lokalisation, wenn nicht der ganze Spinalkanal untersucht werden soll.

Je nach Indikation werden die Kontrastuntersuchungen entweder in Form der Myelographie (mit Gas oder wasserlöslichem Kontrastmittel) oder als spinale Angiographie ausgeführt.

Mit der *Myelographie* bestimmt man den Durchmesser der Medulla. In Fällen mit verbreiterter Medulla wird man die Untersuchung in Kopftieflage und in aufrechter Position durchführen, um eine evtl. kommunizierende Cyste zu erkennen (s. Abb. 28b). Eine Atrophie der Medulla und spinale Gliome sind sehr gut durch die Myelographie darstellbar. Auch eine Kompression (extradural, intradural) ist leicht erkennbar (s. Abb. 27).

Die spinale Angiographie: Bei ungenügender Information durch die Myelographie, bei klinischer Indikation (Subarachnoidalblutungen, subakute, rezidivierende Paraparesen) oder bei röntgenographischer Indikation (vasculäre Knochenveränderungen an den Wirbeln) ist die spinale Angiographie via Arteria femoralis indiziert. Es werden selektiv die spinalen Arterien untersucht, die von den Arteriae intercostales zum thorakalen Abschnitt der Medulla führen (s. Abb. 28c). Im cervicalen Abschnitt werden die Arteriae vertebrales und thyreo-bicervico-scapulares angiographiert (s. Abb. 28). Mit dieser Untersuchung kann man Atherome, Aneurysmen und arteriovenöse Angiome nachweisen.

Subarachnoidalblutung

Sobald die Diagnose einer subarachnoidalen Blutung sichergestellt ist, ist es die Aufgabe des Radiologen, die blutende Stelle oder Läsion zu entdecken. Sehr oft handelt es sich um ein Aneurysma, seltener um ein Angiom und in anderen Fällen um ein oberflächliches Gefäß mit Atheromatose oder um ein Tumorgefäß. Die neuroradiologische Fahndung wird durch die neurologischen Ausfälle und die elektroencephalographische Lokalisation erleichtert. Auch die Computertomographie kann ein kleines Hämatom aufdecken (s. Abb. 2e–j). Die Aortabogenangiographie mit frontaler und lateraler Schädelprojektion kann ebenfalls als Fahndungsmethode angesehen werden (s. Abb. 19a). Sollte eine dieser Methoden Hinweise auf eine Blutung geben, so wird selektiv die verdächtige Arterie katheterisiert. Ohne Hinweise auf die Lokalisation muß man verschiedene Arterien katheterisieren und angiographieren. Man benützt dabei die direkte Vergrößerung (Röntgenröhrenfocus 0,1mm) und die Subtraktion. Es gibt nämlich Fälle mit sehr kleinen arteriellen Läsionen (Mikroaneurysmen), die nur auf Grund eines arteriellen Spasmus vermutet werden können (s. Abb. 19a). Bei vollkommen negativem angiographischem Befund muß man an ein Aneurysma im spinalen Raum denken. Ein negatives Ergebnis bei sämtlichen Angiographien kann durch methodische Fehler bedingt sein. In diesen Fällen wird man die cerebrale Angiographie unter Verabreichung von Spasmolytic wiederholen, um arterielle Spasmen auszuschalten, die die Aneurysmendarstellung beeinträchtigen können.

Hirndrucksteigerung

Die neuroradiologische Untersuchung muß in allen Fällen zu einer therapeutischen Stellungnahme führen, denn die Hirndrucksteigerung gefährdet die Zukunft des Patienten und setzt oft sein Leben aufs Spiel.

Das klassische Syndrom einer Hirndrucksteigerung (Kopfschmerzen, Erbrechen und Stauungspapille) wird oft durch neurologische Herdsymptome bereichert (Hemiparese, Ausfall eines oder mehrerer Hirnnerven). Beim Kleinkind steht Erbrechen im Vordergrund. Bei ihm findet man klinisch das „Zeichen des gesprungenen Topfes", welches röntgenographisch mit erweiterten Nähten einhergeht. Beim Erwachsenen sind die Nähte bereits verknöchert, so daß sich der gesteigerte Druck vor allem auf die Sella turcica auswirkt (Drucksella).

Nativaufnahmen des Schädels gehören zur Basisdiagnostik. Man sucht besonders nach erweiterten Nähten und nach einer Drucksella. Selten wird man im Gebiete der Lendenwirbel nach einem Tumor suchen, der beim Kind auch zur Hirndrucksteigerung führen kann (S. 137). Außerdem achtet man auf röntgenographische Zeichen wie Verlagerung der Zirbeldrüse oder Tumorverkalkungen auf charakteristische Knochenveränderungen wie Erweiterung des inneren Gehörganges, des Canalis opticus oder des Spinalkanals, auf Fehlbildungen der hinteren Schädelgrube („Chignon-Schädel"[1] bei der Dandy-Walker-Fehlbildung) oder des craniovertebralen Überganges (basilare Impression und Occipitalisation des Atlas mit Chiari-Mißbildung), Craniostenose, Myelo-Meningo- und Encephalocele usw.

Die Computertomographie führt diagnostisch sehr weit, da sie zugleich Verkalkungen, Mittellinienverschiebungen und Läsionsherde mit erhöhter oder herabgesetzter Dichte zeigt.

Die cerebrale Angiographie wird durchgeführt sowohl bei Patienten mit normalem Computertomogramm als auch in den Fällen, bei denen die Läsion bereits im Computertomogramm erscheint (Darstellung der Vascularisation).

Die Pneumencephalographie wird man seltener einsetzen, besonders bei Fehlbildungen im Bereich des cervicooccipitalen Überganges mit Chiari-Mißbildung, bei Tumoren im vierten Ventrikel, im Kleinhirnbrückenwinkel und in der Sellagegend, die ungenügend durch die Angiographie abgebildet wurden.

Die positive Ventriculographie mit wasserlöslichen Kontrastmitteln wird oft als letzte präoperative Untersuchung vorgenommen, um noch einige Informationen über die Beziehungen einer Geschwulst zum Ventrikelsystem zu erlangen.

---

[1] Chignon = Haarknoten

Durch diese neuroradiologischen Untersuchungen sollte die Diagnose so frühzeitig wie möglich gestellt werden, um die Gefahr einer Sehnervenschädigung des Patienten durch die Hirndrucksteigerung auf ein Mindestmaß zu reduzieren. Nur selten ist die Hirndrucksteigerung nicht durch eine intrakranielle Raumforderung bedingt.

Hydrocephalus

Beim hydrocephalen Kind muß die neuroradiologische Untersuchung nach den folgenden beiden Hauptursachen suchen:

Diagnose eines Hindernisses auf dem Liquorweg

Ein solches Hindernis isoliert einen Abschnitt des Ventrikelsystems, der mit Liquor „aufgepumpt" wird, weil er die liquorbildenden Plexus chorioidei enthält. Der Radiologe sollte das Hindernis erkennen, lokalisieren und möglichst eine Aussage darüber machen, ob es sich um einen Tumor oder um eine andere Läsion handelt.

Ependymome und Kolloidcysten (s. Abb. 14b) können den Liquorfluß im Foramen Monroi behindern: Pinealome knicken und komprimieren den Aquädukt, während Medulloblastome, Ependymome und Epidermoide in der hinteren Schädelgrube das Foramen Magendii verstopfen können. Außer Geschwülsten gibt es Gliosen und Parasitosen (Toxoplasmose), die zur Verengung des Aquädukts führen. Auch eine Arachnitis und fehlgebildete Hirnhäute führen zu Hindernissen auf dem normalen Liquorweg und zur Liquoransammlungen im Ventrikelsystem, d. h. zum Hydrocephalus.

Die Nativaufnahmen des Schädels liefern evtl. eine der folgenden Informationen:
eine Verformung der Schädelkalotte:
- *eine überentwickelte Kalotte supratentoriell* weist auf ein Hindernis am Aquädukt oder am Foramen Monroi (s. Abb. 20e) hin.
- *eine überentwickelte Kalotte infra- und supratentoriell,* evtl. mit „Chignon-Schädel" (s. Abb. 20c), weist auf ein Hindernis am vierten Ventrikel (Foramen Magendii) hin.

Verkalkungen entweder durch Toxoplasmose (Aquäduktstenose) oder von Tumoren (Ependymome, Epidermoide)

Die Computertomographie ist von grundsätzlicher Wichtigkeit, denn sie kann ohne Kontrastmittel:

- den Grad der Ventrikelerweiterung aufzeigen,
- die Topographie der Ventrikelerweiterung bestimmen: einseitige Erweiterung des Seitenventrikels (Foramen Monroi), kleiner vierter Ventrikel, großer dritter Ventrikel mit großen Seitenventrikeln (Aquäduktkompression oder -stenose, s. Abb. 2d).
- eine eventuelle Geschwulst demonstrieren (s. Abb. 20f).

Die positive Ventriculographie wird nur in Sonderfällen in Frage kommen, wenn zusätzliche Informationen vor einem chirurgischen Eingriff (s. Abb. 15a u. 20e) erwartet werden können.

Die Angiographie wird ebenfalls selten benutzt und nur durchgeführt, wenn Verdacht auf eine die Liquorpassage behindernde Gefäßmißbildung besteht oder wenn man nähere Informationen über die Gefäßversorgung einer bereits bekannten Geschwulst benötigt.

Diagnose einer Störung der Liquorproduktion und der Resorptionsverhältnisse

Es handelt sich hier eher um Physiologie als um Anatomie, so daß man Diffusionsuntersuchungen mit radioaktiven Isotopen durchführt. Diese werden in den Liquorraum eingebracht und mittels Szintigraphie untersucht. Damit können inaktive Zisternen erkannt werden, die keinen Liquorfluß haben oder auch Ventrikelabschnitte an der Mantelkante, die nicht an der Resorption teilnehmen. Solche durch die Szintigraphie festgestellten Anomalien werden dann durch die Computertomographie und evtl. durch die Pneumencephalographie bestätigt.

Isolierte Kopfschmerzen

Die Nativaufnahmen des Schädels und der Halswirbelsäule geben die Antwort auf vier Fragen:

1. Besteht eine Nebenhöhlenentzündung? Dazu werden Stirn-, Kiefer- und Keilbeinhöhlen, aber auch die Siebbeinzellen untersucht. Sehr oft handelt es sich um eine Kieferhöhlenentzündung.

2. Bestehen Knochenveränderungen als Folge der Hirndrucksteigerung?
Dazu werden beim Kind die Nähte und beim Erwachsenen die Sella turcica untersucht.

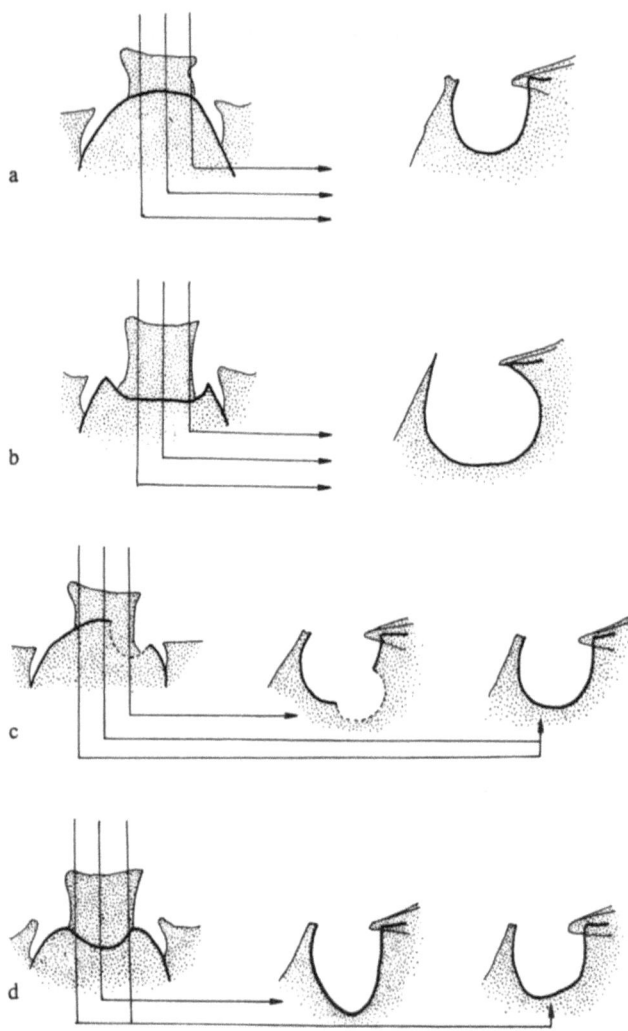

Abb. 4a–d. Intraselläre Expansionen. **a** Normalbild der Sella turcica im sagittalen Strahlengang und seitlicher medianer oder paramedianer Tomographie. **b** Intraselläres Adenom mit abgeflachtem Sellaboden im sagittalen Strahlengang und diffus aufgetriebener Sellafläche im Seitenbild. **c** Die anterolaterale Eindellung ist die häufigste Sellaverformung bei einem Prolactinom. **d** Verformung bei „leerer Sella turcica" (empty sella). Es besteht eine median gelegene Eindellung des Sellabodens ohne Demineralisation der Corticalis. Im sagittalen Strahlengang ist die Eindellung symmetrisch. Im Seitenbild ist die Verformung der Sella im cranio-caudalen Durchmesser gut darstellbar

3. Bestehen an der Kalotte oder an der Schädelbasis röntgenographische Veränderungen, die durch einen Tumor bedingt sein können? Das heißt, bestehen Lücken, Hyperostosen, Spicula, erweiterte Gefäßfurchen?

4. Bestehen Veränderungen an der Halswirbelsäule oder am Schädel-Hals-Übergang? Man fahndet nicht nur nach ausgeprägten Fehlbildungen sondern auch nach kleineren Übergangsmißbildungen (S. 52) des Schädel-Hals-Übergangs und nach den sehr häufigen rheumatischen Veränderungen an der Halswirbelsäule.

Nach Anfertigung dieser Nativaufnahmen stellt sich die Frage, ob eine ausgedehntere neuroradiologische Untersuchung notwendig ist. Diese Indikationsstellung hängt in größtem Maße von den klinischen und elektroencephalographischen Begleitsymptomen ab. Man kann leicht die Indikation zur cranialen und cervicalen Computertomographie stellen. Weitere Indikationen, z. B. zur Angiographie, ergeben sich aus Kopfschmerzen als isoliertem Symptom nicht.

Hypophyso-hypothalamische Endokrinopathie (Abb. 4)

Drei Formen kommen in der Praxis vor:

1. Akromegalie. Es handelt sich um eine Akromegalie (Eosinophiles Adenom).

2. Endokrinopathie. Es handelt sich um eine mehr oder weniger komplexe Endokrinopathie mit Störungen der Metabolismen (Fettsucht), der Blutdruckregelung, der sexuellen Funktion usw. (chromophobes Adenom oder craniopharyngeom).

3. Amenorrhoe, Galaktorrhoe. Es handelt sich um eine hypothalamische Amenorrhoe mit oder ohne Galaktorrhoe (Prolactinom).

Bei Akromegalie (Abb. 5) findet man im Nativbild Unterkiefer, Stirnhöhlen, Tuberculum sellae und die Phalangen überentwickelt. Bei Verdacht auf Hypophysenadenom, Craniopharyngeom oder Prolactinom wird die Röntgenuntersuchung der Sella einheitlich durchgeführt mit frontaler und sagittaler Tomographie, wie es in Abb. 4 schematisch dargestellt ist. Die paramedianen Schnitte sind wichtig, weil nur auf diese Weise ein sehr lateral gelegenes Prolactinom erkannt werden

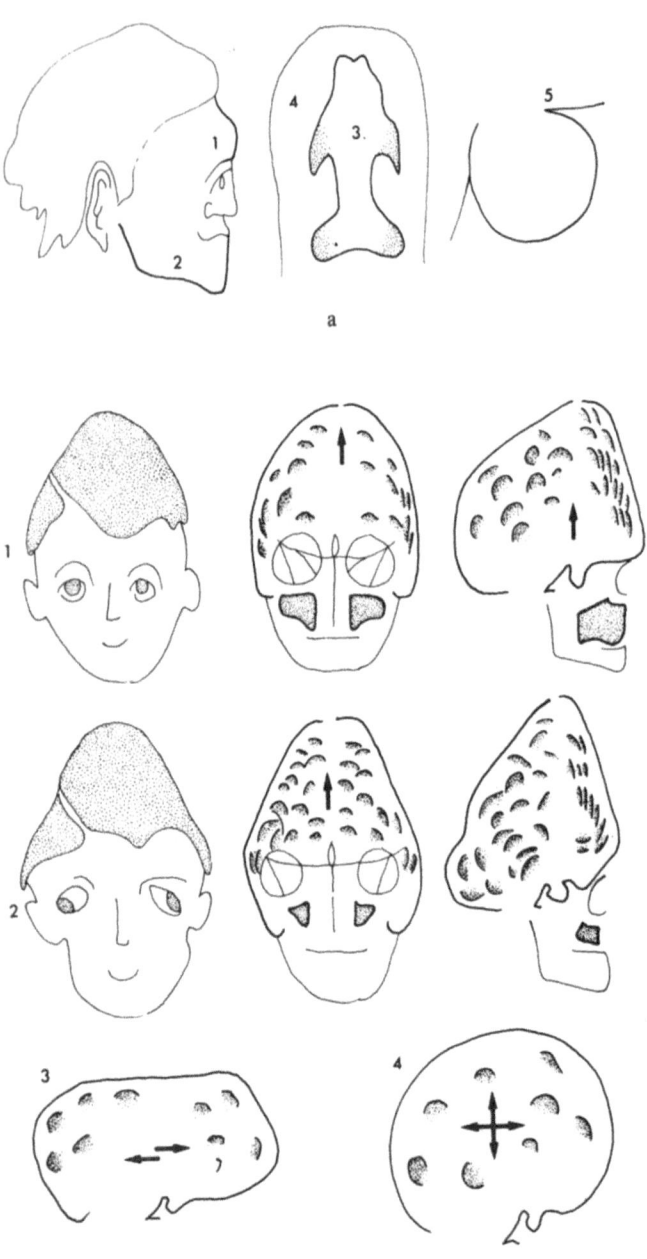

kann. Bei allen Fällen eines Hypophysentumors muß auch der Opticuskanal untersucht werden (Projektion nach Hartmann) (Abb. 6c).

Die opticochiasmatische Zisterne wird nur dann untersucht, wenn im Gesichtsfeld eine bitemporale Hemianopsie besteht oder wenn andere Symptome (Opticusatrophie, abnorme Sella) auf eine supraselläre Entwicklung der Geschwulst hindeuten.

Ein *Craniopharyngeom* wird vermutet, wenn es sich um einen sehr jungen Patienten handelt oder wenn sich Verkalkungen im sellären oder suprasellären Raum finden (s. Abb. 12b).

Diese Tumoren bestehen gewöhnlich aus einem festen und einem cystischen Anteil, so daß man des öfteren noch zu einer Pneumencephalogragpie greifen muß, zumindest als präoperativer Untersuchung. Geschwülste des dritten Ventrikels sind gut durch die Computertomographie erkennbar, werden jedoch heute noch durch die Ventriculographie genauer dargestellt.

Es ist schwierig, die „*leere Sella (empty sella)*" differentialdiagnostisch zu meistern. Als „leere Sella" bezeichnet man nicht ganz korrekt eine Arachnoidalcyste der Sella. In diesen Fällen besteht eine Lücke am Sellazelt, so daß die Arachnoidea in den Sellaraum vordringt und dort eine mehr oder weniger große Ausdehnung bekommt. Röntgenographisch sind das Nativbild und die Tomographie durch eine Sellavergrößerung gekennzeichnet, wobei der Boden der Sella median u. symmetrisch nach unten in die Keilbeinhöhle verlagert ist, ohne daß dabei die Corticalis des Sellabodens demineralisiert oder unterbrochen ist (s. Abb. 4d). In der Computertomographie hat der Sellainhalt Dichtewerte des Liquors. Zur positiven Diagnose muß jedoch die Zisternographie verhelfen, denn sie liefert zweifelsfrei das Bild einer intrasellären Arachnoidalcyste.

Neuralgie

Unter Neuralgie versteht man Schmerzen, die einen bestimmten Hirnnerven (Trigeminusneuralgie) oder eine bestimmte Wurzel (Ischiasneuralgie) befallen.

◁ **Abb. 5. a** Akromegalie mit Hypertrophie der Stirnhöhlen (*1*), des Unterkiefers (*2*), der Endphalanx (*3*) und Verdickung der Weichteile (*4*). Akromegalie-Schnabel am vorderen Sellarand (*5*). **b** Craniostenosen: Turricephalie, Akro- oder Oxycephalie (*1*), craniofaciale Dysostose Crouzon (*2*) mit einer Oxycephalie (wie unter a) mit Hypertelorismus, Hypoplasie des Oberkiefers und des Os zygomaticum; Dolichocephalie (*3*); Trochocephalie (*4*)

Trigeminusneuralgie

Als sekundäre Neuralgie wird der Schmerz bezeichnet, der durch eine Läsion im Gebiet des Trigeminus erzeugt wird. Beispiele sind Zahnschmerzen sowie Schmerzen bei einer Nebenhöhlenentzündung oder bei jeder Entzündung oder Geschwulst im Gebiete des Trigeminus.

Die Nativaufnahmen werden also außer den konventionellen Schädel- und Nebenhöhlenaufnahmen auch das Foramen ovale, das Foramen rotundum, die Felsenbeinspitze und, wenn es sich um den ersten Ast des Trigeminus handelt, auch die Strukturen der Orbita berücksichtigen. Sollten diese Untersuchungen negativ sein, so muß auch die obere Halswirbelsäule untersucht werden, verläuft doch die untere Wurzel des Trigeminus bis in Höhe von C 4.

Sollte die sekundäre Trigeminusneuralgie mit anderen neurologischen Symptomen verbunden sein (Kleinhirnbrückenwinkelsyndrom, Wallenberg-Syndrom usw.) müssen selbstverständlich weitere neuroradiologische Methoden eingesetzt werden (Computertomographie, Zisternographie, Angiographie). Eine primäre Neuralgie des Trigeminus (Morbus Trousseau) liefert keine neuroradiologischen Zeichen einer Schädel- oder Gehirnläsion. Man wird jedoch in allen Fällen eine Vertebralisangiographie ausführen, um eine Gefäßmißbildung im Kleinhirnbrückenwinkel zu erkennen.

Glossopharyngeusneuralgie

Wie beim Trigeminus gibt es eine primäre und eine sekundäre Form dieser Neuralgie. Die primäre Form zeigt keine radiologischen Symptome. Die sekundäre hingegen erfordert eine Reihe radiologischer Untersuchungen. Die wichtigsten dieser Untersuchungen sind:
- die Tomographie des Foramen jugulare, das rechts meist größer ist als links.

  Die Zeichen eines expansiven Prozesses sind die Entkalkung der Corticalis und die Zerstörung des Knochenhöckers (spina jugularis), der normalerweise in die Pars venosa des Foramen ragt. Glomustumoren und Metastasen entwickeln sich in dieser Pars venosa. Die Neurinome hingegen entstehen in der Pars nervina des Foramen.
- Auch der Hypopharynx, die prävertebralen Weichteile des oberen Cervicalabschnitts sowie der craniovertebrale Übergang müssen einer sorgfältigen Röntgenuntersuchung unterzogen werden.

Sluder-Neuralgie

Diese neurovegetative Neuralgie des Ganglion pterygopalatinum besteht aus sehr starken orbitonasalen Schmerzen mit Tränenfluß und Vasodilation im Gebiet der Orbita.

Man richtet die Röntgenuntersuchung auf die homolaterale Orbita und fahndet hauptsächlich nach einer Entzündung der Siebbeinzellen oder ähnlichen Krankheiten (Mucocele).

Suboccipitale Neuralgie (Arnold-Neuralgie, cervicooccipitale Neuralgie

Sehr verbreitet ist diese Neuralgie der zweiten sensiblen cervicalen Wurzel, hauptsächlich bei Frauen mit Spasmophilie. Im allgemeinen findet man keine röntgenographische Zeichen. Selten bestehen Fehlbildungen am craniocervicalen Übergang oder Störungen in der Dynamik der Halswirbelsäule, so daß die irritierte Nervenwurzel abnormen Streckungen oder Kompressionen ausgesetzt ist.

Cervicobrachiale Neuralgie

In diesen häufig vorkommenden Fällen ist die radiologische Untersuchung
– zwar auf das ganze Segment der Halswirbelsäule gerichtet,
– speziell jedoch auf die beiden Wirbel und die Bandscheibe zentriert, die von der Klinik her in Frage kommen, da in allen Fällen eine genaue neurologische Untersuchung die Wurzel anzeigt. Die radiologische Untersuchung erfordert also eine Nativaufnahme der Halswirbelsäule in frontaler, lateraler und schräger Einstellung beiderseits.

Wir empfehlen eine ergänzende dynamische Untersuchung der Halswirbelsäule, zumindest in lateraler Projektion mit Flexion und Extension des Kopfes.

Diese Untersuchungen können folgende Befunde aufzeigen:
1. Eine *rheumatische* Krankheit mit oder ohne Bandscheibenläsion. Die schräge Aufnahme zeigt die Stenose des Foramen intervertebrale durch Spondylophyten (s. Abb. 3a).
2. Eine *traumatische* Läsion sowohl im Gebiet des Wirbelkörpers als auch im Gebiet des hinteren Wirbelbogens.
3. Sollte keine röntgenologisch faßbare Anomalie vorhanden sein, stellt sich die schwierige Frage nach einer *Discus-hernie*. Hier ist die dynamische Untersuchung sehr wertvoll. Eine Discus-hernie geht zwar mit einem reduzierten Zwischenwirbelspalt einher, aber dieses Zeichen ist nicht spezifisch. Stellt man bei der Funktionsdiagnostik eine Blockie-

rung beider Wirbel fest, so verdichtet sich der Verdacht auf eine Hernie („weiche Hernie"). Die Diagnose kann jedoch nur durch Myelographie sichergestellt werden. Außer diesen weichen Discushernien gibt es sog. „harte Hernien", auch „gedeckte Hernien" genannt, die sich durch Hyperostosen an den hinteren Wirbelkörperrändern auszeichnen und oft als rheumatische Prozesse angesehen werden (s. Abb. 27a).

4. Eine *Geschwulst* im cervicalen Bereich ist eine Seltenheit. Die für ein Neurinom beinahe pathognomonische Erweiterung ist leicht zu identifizieren (s. Abb. 3a). Seltener kommen Metastasen, Plasmocytome oder andere Knochentumoren in Frage.

5. Die congenitale Stenose des cervicalen Spinalkanals (s. Abb. 3d) geht normalerweise mit einer Stenose des Foramen intervertebrale einher. In einem verengten cervicalen Spinalkanal wird selbst ein kleiner Osteophyt oder ein kleiner Bandscheibenprolaps schon frühzeitig pathogene Auswirkungen haben.

Es gibt sehr hartnäckige Fälle, bei denen trotz guter und langer Behandlung ein chirurgischer Eingriff erforderlich wird. Es gibt mehrere Operationsmethoden. Zuvor wird man jedenfalls immer eine positive Myelographie (mit einem wasserlöslichen Kontrastmittel) durchführen, um die kranken und die benachbarten Wurzeln darzustellen.

Ischias (Ischialgie, Ischiadicusneuralgie)

Es handelt sich hier um Schmerzen im Gebiet des Ischiasnervs, entweder um radiculäre Schmerzen oder (seltener) um Schmerzen, die im Verlauf des Nervs selbst entstehen. In der Praxis sieht man hauptsächlich einseitige monoradiculäre Fälle (L5 und S1). Seltener handelt es sich um einseitige biradiculäre oder um beiderseitige radiculäre Schmerzen.

Die Nativaufnahme der Lendenwirbelsäule muß nicht nur als Gesamtbild betrachtet, sondern das Augenmerk auch auf kleinere Sektoren gerichtet werden. So wird die Aufnahme auf den 3. und 4. Lendenwirbel zentriert, wenn es sich um das Versorgungsgebiet des Femoralis handelt (4. Wurzel). Wenn es sich um eine monoradiculäre Ischialgie der 5. Wurzel handelt, werden L4, L5 und die Bandscheibe zwischen L4 und L5 besonders beachtet. Für die 1. sacrale Wurzel wird man nicht nur den Wirbel L5 und die Bandscheibe zwischen L5 und S1 besonders röntgen, sondern auch den ganzen oberen Teil des Kreuzbeins mit dem Kanal der 1. Wurzel. Außer schlimmen und seltenen Infektionen (Spondylodiscitis oder Morbus Pott) oder Tumoren wie Metastasen und Chordomen kann man drei Kategorien von Läsionen unterscheiden:

Fehlbildungen an der Lendenwirbelsäule sind folgende (s. Abb. 3 i–k):
- eine Übergangsstörung wie Sacralisation von L5 oder Lumbalisation von S1,
- eine congenitale Stenose des Spinalkanals in der Lendenwirbelsäule, die wie im cervicalen Segment zu frühzeitiger pathogener Auswirkung von Osteophyten und Discushernien führt.

Rheumatische Veränderungen. Arthrosen, Osteochondrosen, Hyperostosen und Spondylarthritis führen zu Osteophyten, Syndesmophyten und Verknöcherungen, die in den Intervertebralkanal einwachsen und die Wurzeln behindern (s. Abb. 27).

Bandscheibenhernie. Sie ist die häufigste Ursache einer Ischialgie. Schon im Nativbild der Lendenwirbelsäule kommen einige Zeichen zum Vorschein:
- der reduzierte Raum zwischen zwei Wirbelkörpern (Laterale Projektion),
- der funktionelle Block zweier Wirbel der im Lateralbild eine Starre und im Frontalbild eine Skoliose zeigt. Man wird in diesem Fall zur funktionellen Radiographie übergehen, um den Verdacht auf eine Hernie zu erhärten (s. Abb. 22).

Wenn es klinisch keine Heilungsmöglichkeit gibt, so wird präoperativ eine **Radiculosaccographie** ausgeführt, die die röntgenographische Darstellung der Wurzeltaschen der Cauda equina ermöglicht, indem man ein wasserlösliches, jodhaltiges Kontrastmittel in den subarachnoidalen Raum der Lendenwirbelsäule durch Lumbalpunktion injiziert. Mit dieser Methode erkennt man leicht eine Discushernie (s. Abb. 27).

Kapitel III. Schädel und Gehirn

Schädel

Abnorme Größe und Form

Abnorme Größe

- Der Schädel ist zu klein (Mikrokranie). Sie geht einher mit einem zu kleinen Gehirn (Mikrencephalie).
- Der Schädel ist zu groß (Makrokranie). Hier handelt es sich um verschiedene Krankheiten:
Gewöhnlich besteht ein Hydrocephalus, d. h. eine exzessive Liquoransammlung im Ventrikelsystem.
Es kann sich um ein Hämatom oder um ein Hygrom handeln, das sich zwischen Gehirn und Schädel angesammelt hat.
Sehr selten besteht ein zu großes Gehirn, d. h. eine Megalencephalie.
Es kann auch eine einseitige Hypertrophie des Schädels auf Grund eines unilateralen Hydrocephalus bestehen.

Abnorme Form

Schädel mit temporaler Auftreibung (Hygrom, chronisches kindliches Subduralhämatom)

Ein im frühen Kindesalter entstandenes Hygrom der mittleren Schädelgrube führt zur Auftreibung dieser Grube mit entsprechenden Zeichen am Skelett:
Schädelasymmetrie mit Hypertrophie der einen Temporalregion,
verdünnte Schädelkalotte in dem aufgetriebenen Sektor,
Verlagerung des einen großen Keilbeinflügels nach rostral (sichtbar in lateraler Projektion),
asymmetrische Ausbildung der Fissurae orbitale superiores mit der Möglichkeit eines einseitigen Verschwindens der Fissur in frontaler Pro-

jektion des Schädels wegen der unterschiedlichen Verlaufsrichtung des linken und rechten Keilbeinflügels;
Verdichtungsstreifen in der temporalen Kalotte, die das Bett des Hygroms in diesem Schädelteil abgrenzt.

Schädel bei frühzeitiger einseitiger Encephalopathie (Hirnatrophie)

Es handelt sich gewöhnlich um halbseitengelähmte Kinder mit Epilepsie. Durch die kontralaterale Atrophie des Gehirns kommt es auch zu einem einseitig entwickelten Schädel, an dem man *auf der Seite der Atrophie* folgende Zeichen findet (s. Abb. 18f):
verminderter frontaler Durchmesser,
hochstehendes Felsenbein,
überentwickelte Nebenhöhlen,
Abflachung der parietalen Rundung und Verdichtung der Kalotte.

Pilzförmiger Schädel (s. Abb. 8h).

Bei Dysostosis cleidocranialis und bei Osteogenesis imperfecta kommt es zu Ossifikationsstörungen am Schädel mit verzögertem Verschluß des Bregma und Lambda sowie Persistenz der großen Nähte, verspäteter Verknöcherung von Nähten und Fontanellen mit Nahtknochen und Fontanellenknochen, Hochstand der Pyramidenspitze und Tiefstand der Warzenfortsätze, so daß im frontalen Röntgenbild eine pilzartige Form des Schädels resultiert.

Craniostenosen

Bei frühzeitiger Verknöcherung einiger Schädelnähte wird eine neue Druckverteilung geschaffen: das wachsende Gehirn entwickelt den Schädel an den Stellen, an denen die Nähte offenbleiben. Dadurch kommt es zu abnormen Schädelformen. Ausgeprägte Fälle entwickeln sich bereits intrauterin (frühe Craniosynostose) und bedingen groteske Verformungen. Die röntgenographischen Zeichen der Craniostenose sind folgende:
– unsichtbare Nähte,
– abnorme Form des Schädels,
– veränderte Knochenstruktur (Hypoplasie eines Kalottenknochens, Impressiones digitatae d. h. runde, weniger dichte Zonen in der Kalotte wie von Fingerabdrücken, Hyperplasie von einzelnen oder mehreren Kalottenknochen).

Die abnorme Form des Schädels ist klinisch sichtbar, jedoch besser im Röntgenbild zu analysieren. Die hauptsächlichen Deformationen sind folgende:

1. Der Schädel ist zu hoch (Turmschädel, Turricephalie, Akrocephalie, Oxycephalie, s. Abb. 5 b1). In diesen Fällen ist es zu frühzeitiger Ossifikation der Kranz- und Lambdanaht gekommen, so daß der Druck des wachsenden Gehirns sich ausschließlich auf die offengebliebene Sagittalnaht (Pfeilnaht) gerichtet hat.

2. Der Schädel ist zu hoch, der Patient hat abgeflachte Backenknochen infolge einer Gesichtsknochenatrophie und auseinanderstehende Augen (Hypertelorismus). Diese hereditär bedingte Schädeldeformität wird als Dysostosis craniofacialis Crouzon bezeichnet (Abb. 5 b2).

3. Der Schädel ist zu lang und zu schmal (Dolichocephalie, Scaphocephalie, (Abb. 5 b3). Infolge des Wachstumsstillstandes an der Pfeilnaht, kommt es zur Ausdehnung an der Kranz- und Lambdanaht mit sagittaler Verlängerung des Schädels. Auf Grund einer Kammbildung zwischen den Ossa parietalia spricht man von Scaphocephalie oder Kielschädel.

4. Der Schädel ist rund (Trochocephalie, Abb. 5 b4). Alle Schädelnähte haben sich frühzeitig geschlossen, so daß sich der Hirndruck regelmäßig und homogen auf das ganze Schädelinnere ausbreitet. Dadurch entsteht ein kugelförmiger Schädel.

5. Der Schädel ist dreieckig (von oben gesehen). Diese seltene Deformation (Trigonocephalie) entwickelt sich bei frühzeitigem Verschluß der frontalen medianen Naht, so daß eine spitze Stirn entsteht, die die Spitze des Dreiecks bildet.

Hirndrucksteigerung

Als Hirndrucksteigerung bezeichnet man einen allgemein erhöhten Druck im Schädelinneren. Wir werden aber auch regionale und lokalisierte Drucksteigerungen kennenlernen.

Allgemeine Hirndrucksteigerung

Die röntgenographischen Zeichen im Nativbild sind beim Kind und beim Erwachsenen unterschiedlich ausgeprägt.

Beim Kind bis ungefähr zum 10. Lebensjahr, d. h. solange die Schädelnähte noch nicht geschlossen sind, bewirkt die Hirndrucksteigerung ein

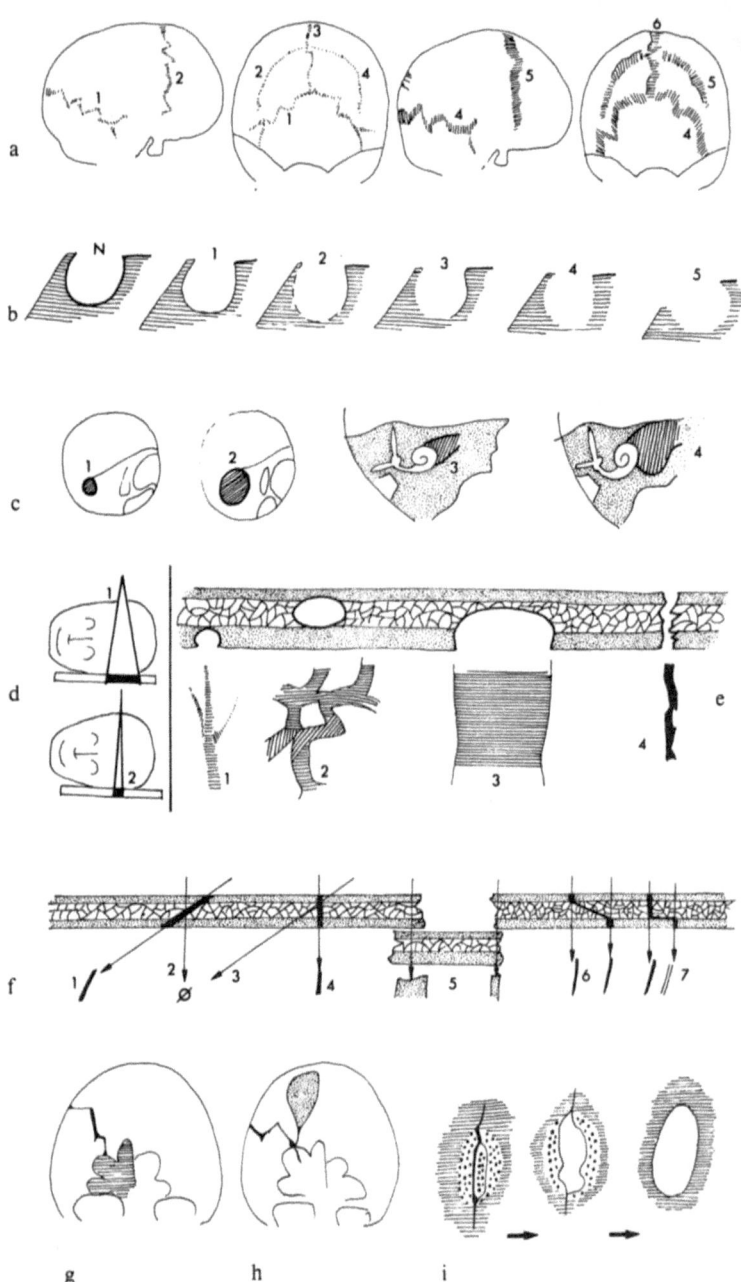

Klaffen der Schädelnähte (Abb. 6a). Beim älteren Kind kommt es auch zu Sellaveränderungen.

Beim Erwachsenen sind die Nähte fibrös verwachsen und können bei steigendem Druck nicht auseinanderweichen. Es entsteht deshalb sehr früh eine Druckveränderung an der Sella. Man kann fünf Stadien dieser Drucksella unterscheiden (Abb. 6b):
1. entkalkte Corticalis der Sella,
2. teilweise zerstörte Corticalis der Sella,
3. unsichtbare Corticalis des Sellarückens,
4. unsichtbare Corticalis der ganzen Sella,
5. zerstörter Sellarücken (dorsum sellae).

Regionale und lokalisierte Hirndrucksteigerung

Die Entwicklung einer Geschwulst oder einer Cyste (raumfordernde Prozesse) in einem Kanal, an den Öffnungen oder Knochenstrukturen des Schädels führten zu einer progressiven Zerstörung dieser Strukturen. Beispiele dafür sind:

◁ **Abb. 6.a** Hirndruckzeichen im Kindesalter. Normale (*1*) und offene (*4*) Lambdanaht. Normale (*2*) und offene (*5*) Frontalnaht. Normale (*3*) und offene (*6*) Sutura sagittalis oder interparietalis. **b** Hirndruckzeichen beim Erwachsenen. Normale Sella (*N*), Demineralisation der Corticalis (*1*), teilweise zerstörte Corticalis (*2*), resorbierte Corticalis am Dorsum sellae (*3*), vollständig resorbierte Corticalis (*4*), amputiertes Dorsum sellae (*5*). **c** Lokale Druckzeichen. Normaler Opticuskanal (*1*), durch ein Opticusgliom erweiterter Opticuskanal (*2*) in der Hartmann-Einstellung. Normaler Acusticuskanal (*1*), durch ein Acusticusneurinom erweiterter Kanal (*4*) in der Stenvers-Chaussé-Einstellung. **d** Die Aufhellungslinie einer Fraktur verschwindet durch Streuung, wenn sie weit vom Film entfernt liegt (*1*). Sie ist gut dargestellt, wenn sie nahe am Film liegt (*2*). **e** Verschiedene lineare Aufhellungen kommen an der Schädelkalotte vor. *1* Arteria meningea (die Aufhellung ist schwach, denn die Arterie befindet sich nur in der Tabula interna), *2* Vena diploica (die Aufhellung ist schwach, denn die Vene befindet sich nur in der Diploë), *3* venöser Sinus (starke Aufhellung), *4* Fraktur (sehr starke Aufhellung). **f** Frakturen: *1* schräglaufende Fraktur, die nur durch eine schräge Strahleneinrichtung dargestellt werden kann; *2* dieselbe schräge Fraktur stellt sich im orthograden Strahlengang nicht dar; *3* und *4* entgegengesetzte Bedingungen. *5* Impressionsfraktur mit erhöhter Randdichte auf Grund der Überlagerung der Kalottenstrukturen. *6* Wechselnder Verlauf einer Schädelfraktur mit Bildverdoppelung in der Röntgenprojektion. Variante mit gleich starken (*6*) und ungleich starken (*7*) Aufhellungen. **g** In die Stirnhöhle einstrahlende Frontalfraktur, verschleierte Stirnhöhle (Hämatom); **h** Fraktur der hinteren Stirnhöhlenwand mit Pneumatocele (Lufteinbruch in den intrakraniellen Raum); **i** eine lineare Fraktur kann sich durch progressive Resorption des Randknochens in eine Schädellücke verwandeln

- *Hypophysenadenome,* die zur Vergrößerung der lateralen Projektionsfläche der Sella und später zur Zerstörung der Sella führen (s. Abb. 4),
- *Gliome des Opticus,* die den Knochenkanal vergrößern und zerstören (Abb. 6),
- *Neurinome* des Acusticus, die den inneren Gehörgang vergrößern und zerstören (Abb. 6c),
- *Glomustumoren,* die die Grenzen des Foramen iugulare in dessen breitem hinteren Teil (pars venosa) vergrößern und zerstören.

Schädelfrakturen

Sehr verbreitet und vielfältig sind die Frakturen am Kopfskelett, so daß man drei topographische Varianten unterscheiden muß:
- die Kalottenfrakturen,
- die Basisfrakturen (einschließlich der Frakturen der Orbita und des Felsenbeins),
- die Gesichtsschädelfrakturen.

Frakturen der Schädelkalotte

Spaltfraktur oder Längsfraktur. Dies ist eine häufige Fraktur der Kalotte, die die Tabula interna und externa in Form einer unterschiedlich breiten, starken Aufhellungslinie durchsetzt, evtl. durch den in Abb. 6f schematisierten Mechanismus gedoppelt erscheint und von einer Kalottennaht, einer Gefäßfurche oder Nebenhöhle unterbrochen sein kann. Durch die Strahlendispersion können solche Frakturen unsichtbar sein, wenn sie auf der filmfernen Seite liegen (Abb. 6d). Man wird deshalb beim Schädelverletzten eine linkslaterale und eine rechtslaterale Aufnahme anfertigen. Differentialdiagnostisch ist sie von einer Arterienfurche, die eine schwächere Aufhellung erzeugt, und von einer Venenfurche, die viel breiter und gewundener verläuft, abzugrenzen (Abb. 6e).

Biegungsfraktur oder Berstungsfraktur. Die Längsfrakturen können durch indirekte Biegung des Schädels entstehen. Die Berstungsfraktur hingegen entsteht an der Stelle einer flachen Gewalteinwirkung. Diese Frakturen bestehen aus mehreren Spaltfrakturen, die annähernd eine Sternfigur bilden. Liegen die Knochenteile isoliert, spricht man von einer Scherbenfraktur. Bei Überlagerung der Frakturränder kommt es im Röntgenbild zu dichten Schattenstreifen (Abb. 6f).

Tabulafraktur. Man kann Frakturen beobachten, die nur durch die Tabula externa verlaufen und keine pathologische Bedeutung haben. Die isolierte Fraktur der Tabula interna hat hingegen sehr oft pathogene Folgen (focale Epilepsie), weil sie mit corticalen Läsionen einhergeht, die zu epileptogener Atrophie führen. Zur röntgenographischen Darstellung dieser Teilfrakturen wird der Radiologe tangentiale Aufnahmen anfertigen.

Impressionsfraktur. Eine Impression der Tabula externa in die Diploë hat keine pathologischen Folgen. Schwere Impressionsfrakturen bewirken Eindellungen der ganzen Kalotte, wobei ein isoliertes Knochenfragment in das Schädelinnere verlagert wird (Abb. 6f).

Nahtsprengung. Ein Schädeltrauma führt oft nur zu einer Nahtsprengung. Man beobachtet solche Sprengungen besonders bei Epileptikern.

Verlauf der Heilung der Kalottenfrakturen

Ausheilung: Beim Erwachsenen kommt es öfters vor, daß eine Längsfraktur längere Zeit sichtbar bleibt (5–20 Jahre). Die Frakturlinie wird jedoch im Laufe der Zeit unschärfer und zeigt eine Entkalkung ihrer Ränder. Diese Veränderungen gestatten die Diagnose einer älteren Fraktur. Beim Kind hingegen kommt es gewöhnlich zur Callusbildung.

Posttraumatische Osteolyse: Bei Schädelfrakturen kommt es zu einer gewissen Knochenatrophie der Bruchränder, die sehr intensiv sein kann, so daß sich die lineare Fraktur zu einer Spalte entwickelt. In seltenen Fällen ist dieser osteolytische Prozeß so ausgeprägt, daß es zu einer Schädellücke kommt. Man spricht dann von „wachsender Schädelfraktur" (Abb. 6i), die stabilisiert als Schädellücke bestehen bleibt.

Komplikationen der Kalottenfrakturen

Ausstrahlung der Fraktur von der Kalotte zur Schädelbasis und insbesondere in das Felsenbein. Diese Komplikation kommt hauptsächlich bei cranio-caudaler Kalottenfraktur vor.

Ausstrahlung in eine Nebenhöhle
- Verdichtung der Nebenhöhle durch ein Hämatom mit horizontalem Flüssigkeitsspiegel bei sitzendem oder stehendem Patienten (Abb. 6g),
- Verbindung zwischen einer Nebenhöhle und dem Subarachnoidalraum mit Liquorfluß durch die Verbindungsstelle (Abb. 7a) und Infektionsgefahr (Meningitis und Hirnabsceß),

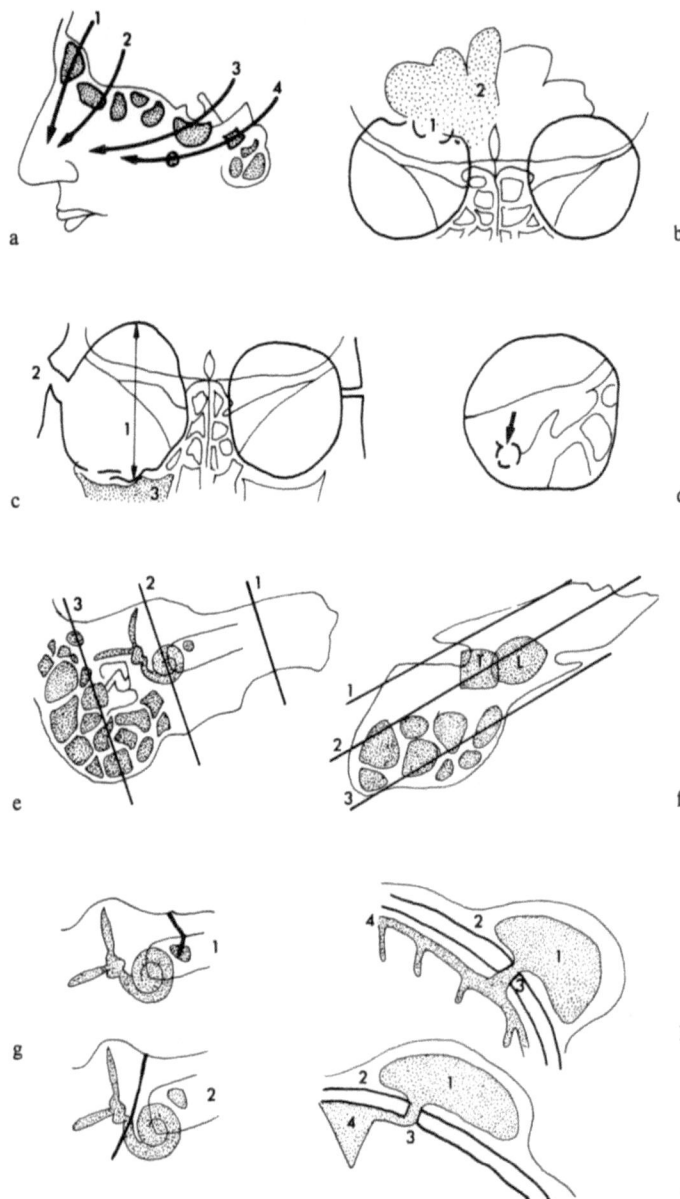

40

- Verbindung zwischen einer Nebenhöhle und dem intrakraniellen Raum mit Eindringen von Luft, so daß eine Pneumatocele (Arachnoidalraum) oder ein Pneumatocephalus (Gehirn) entsteht (Abb. 6h). Auch hier besteht die Gefahr einer Infektion (Meningitis, Hirnabsceß).

Eröffnung von Blutgefäßen. Verläuft die Fraktur durch die Furche der Arteria meningea media, kann es zu einem Arterienriß mit epiduralem Hämatom kommen.

Intrakranielle Hämatome. Diese Hämatome haben gewöhnlich keine direkte Beziehung zur Knochenfraktur. Sie kommen aber zur gleichen Zeit vor, so daß sie hier in Betracht gezogen werden müssen:
- subdurales Hämatom (s. Abb. 2),
- cerebrale und venticuläre Blutung (s. Abb. 2).

Cephalohydrocele. Der Liquor findet durch die Fraktur einen Weg in die Weichteile, wo er sich ansammelt (Abb. 7h).

Sinus pericranii. Die Anschwellung an der Außenfläche des Schädels kommt dadurch zustande, daß das Blut durch einen Riß in der Sinuswand und Schädelkalotte in die Weichteile fließt und sich zwischen Schädel und Kopfhaut ansammelt (Abb. 7i).

Frakturen der Schädelbasis

Frakturen der Orbita. Als Begleitzeichen kommen in Frage:
- die höhere Röntgendichte der Orbita,

◁ **Abb. 7. a** Rhinoliquorrhoe durch cranionasale Fistel: *1* via Hinterwand der Stirnhöhle, *2* via Ethmoidalzellen, *3* via Keilbeinhöhle, *4* via Felsenbein (Ohrtrompete); **b** Fraktur des Orbitadaches: *1* lamelläre Knochenabsplitterung, *2* verschleierte Stirnhöhle (Hämatom). **c** Fraktur des Orbitabodens: *1* vergrößerter cranio-caudaler Orbitadurchmesser, *2* klaffende Sutura frontozygomatica, *3* verschleierte Kieferhöhle (Hämatom). **d** Fraktur des Opticuskanals (Einstellung nach Hartmann). **e** Transversale Frakturen des Felsenbeines: *1* vordere (Felsenbeinspitze), *2* mittlere (Labyrinthfraktur), *3* hintere (Mastoidfraktur). **f** Längsfrakturen des Felsenbeines: *1* vordere (äußerer Gehörgang), *2* mittlere durch die Paukenhöhle (*T*) und das Labyrinth (*L*), *3* hintere (Mastoid). **g** Mikrofrakturen des Felsenbeines: *1* durch den Facialiskanal (Gesichtslähmung), *2* durch die Basalwindung der Schnecke (Taubheit). **h** Cephalohydrocele. Unter der Haut (*2*) bildet sich durch die Lücke einer Kalottenfraktur (*3*) ein Liquorkissen (*1*), das mit dem Subarachnoidalraum in Verbindung steht (*4*). **i** Sinus pericranii: Eine Einblutung (*1*) bildet sich unter der Haut (*2*) durch die Lücke einer Kalottenfraktur (*3*). Die Blutansammlung kommuniziert mit einem intrakraniellen Sinus (*4*)

- das Orbitaemphysem, d. h. Aufhellungen in der Orbita und im Augenlid, weil Luft aus den Siebbeinzellen in die Weichteile der Orbita vorgedrungen ist,
- Verschleierung von paraorbitalen Nebenhöhlen (Siebbeinzellen, Stirnhöhle, Kiefernhöhle) durch Hämatome (Abb. 7b und c),
- Vergrößerung des Durchmessers der traumatisierten Orbita (Abb. 7c),
- klaffende Sutura fronto zygomatica (Abb. 7c).

Als direkte Zeichen kommen Aufhellung und Knochensplitter am Dach, am Boden und an der äußeren Wand der Orbita vor. An der medialen und hinteren Orbitalwand ist die Röntgenologie infolge der verminderten Knochendichte etwas schwieriger. Hier sind spezielle Einstellungen erforderlich (Abb. 7d). Insbesondere sollte der Opticuskanal zum Ausschluß einer Fraktur dargestellt werden.

Frakturen des Siebbeins. Klinische Zeichen sind evtl. Anosmie und Atmungsbeschwerden. Röntgenographisch wird wohl nach Frakturspalten gefahndet; sie sind jedoch schwer zu demonstrieren, so daß man sich an indirekten Zeichen (verschleierte Siebbeinzellen) orientiert. Die tomographischen Untersuchungen sind hier sehr wertvoll.

Frakturen des Keilbeins. Sie entstehen selten an den Flügeln und noch seltener am Körper. Im letzteren Fall versucht man, einen horizontalen Flüssigkeitsspiegel in der Keilbeinhöhle darzustellen, indem man den Patienten in sitzender oder stehender Position untersucht.

Solche seltenen Keilbeinkörperfrakturen führen nämlich zu carotidocavernösen Fisteln (s. Abb. 2b).

Frakturen des Felsenbeins. Neben den von der Kalotte ausstrahlenden gibt es auch primäre Felsenbeinfrakturen. Beide werden in totale (durch die ganze Pyramide verlaufende) und partielle (durch einen Teil der Pyramide verlaufende) Felsenbeinfrakturen eingeteilt. Letztere sind die häufigsten und erzeugen Lähmungen im Gebiet des V., VII. und VIII. Hirnnervs (Abb. 7g). Die partiellen Frakturen teilen sich folgendermaßen auf:
- *Querfrakturen oder transversale Frakturen.* Sie verlaufen senkrecht zur Längsachse der Pyramide (Abb. 7e) im vorderen Teil (Gradenigo-Syndrom mit Lähmung des V. und VI. Hirnnervs), im mittleren Teil (außerhalb des Labyrinths ohne Symptome oder durch das Labyrinth mit Ausfällen am VII. und VIII. Hirnnerv) und im hinteren Teil der Pyramide (Warzenfortsatzfraktur).
- *Längsfrakturen oder longitudinale Frakturen.* Sie verlaufen parallel zur Längsachse der Felsenbeinpyramide (Abb. 7f). Man unterschei-

det deshalb drei Frakturformen: eine vordere (äußerer Gehörgang und Atticus), eine mittlere (Mittelohr und Labyrinth) und eine hintere Fraktur (Warzenfortsatz und innerer Gehörgang).
- *Mikrofrakturen des Felsenbeins.* Wichtig sind sie nur dann, wenn sie durch das Labyrinth verlaufen. In diesem Fall führen sie zu Läsionen des VIII. Hirnnervs in seiner auditiven und vestibulären Funktion sowie des VII. Hirnnervs. Es gibt auch Mikrofrakturen des Mittelohres und speziell der Gehörknöchelchen; diese können nur mit Spezialaufnahmen lokalisiert werden (Schüller, Stenvers, Chaussé und direkte Vergrößerung).

Dislokationsfrakturen der Schädelbasis. Diese großen, prognostisch sehr ernsten Frakturen bei schwerem Trauma sind röntgenographisch leicht zu erkennen. Sie gehen oft mit Pneumatocephalus, Rhinoliquorrhoe, Hirnhautentzündung und Hirnabscessen einher.

Frakturen des Gesichtsschädels (Abb. 8 a–f)

Stirnhöhle, Orbita und Nasenbein. Die Frakturen der Stirnhöhle und der Orbitalwände sind bereits besprochen worden (s. S. 42). Am Nasenbein kommen oft Frakturen vor. Nur die senkrecht zur Nasenbeinlängsachse verlaufenden Aufhellungen kommen in Betracht (Aufhellungen, die parallel zur Längsachse verlaufen, sind physiologisch).

Oberkiefer
Le Fort I ist eine transversal verlaufende Fraktur, die auf beiden Seiten in die Nasenhöhle mündet (Abb. 8a).
Le Fort II ist ein Querbruch, der durch das Nasenbein und die Processus frontales des Oberkiefers in die Orbitae mündet (Abb. 8b).
Le Fort III ist ein Querbruch, der wie Le Fort II verläuft, aber höher den Arcus zygomaticus durchsetzt (Abb. 8c).
Isolierte Fraktur des Orbitabodens mit verschleierter Kieferhöhle (Abb. 7c).
Nach Walther benennt man eine median verlaufende Fraktur des Oberkiefers (Abb. 8d).
Einzelfrakturen des Jochbeines, des Arcus zygomaticus und des Kiefergelenkes kommen nach direkten Traumen vor.

Unterkiefer
mediane Kinnfraktur (Abb. 8e),
symmetrische, paramediane Stückbruchfraktur am Kinn (Abb. 8e),
am Corpus, Angulus, aufsteigenden Ast und Gelenk der Mandibula (Abb. 8f).

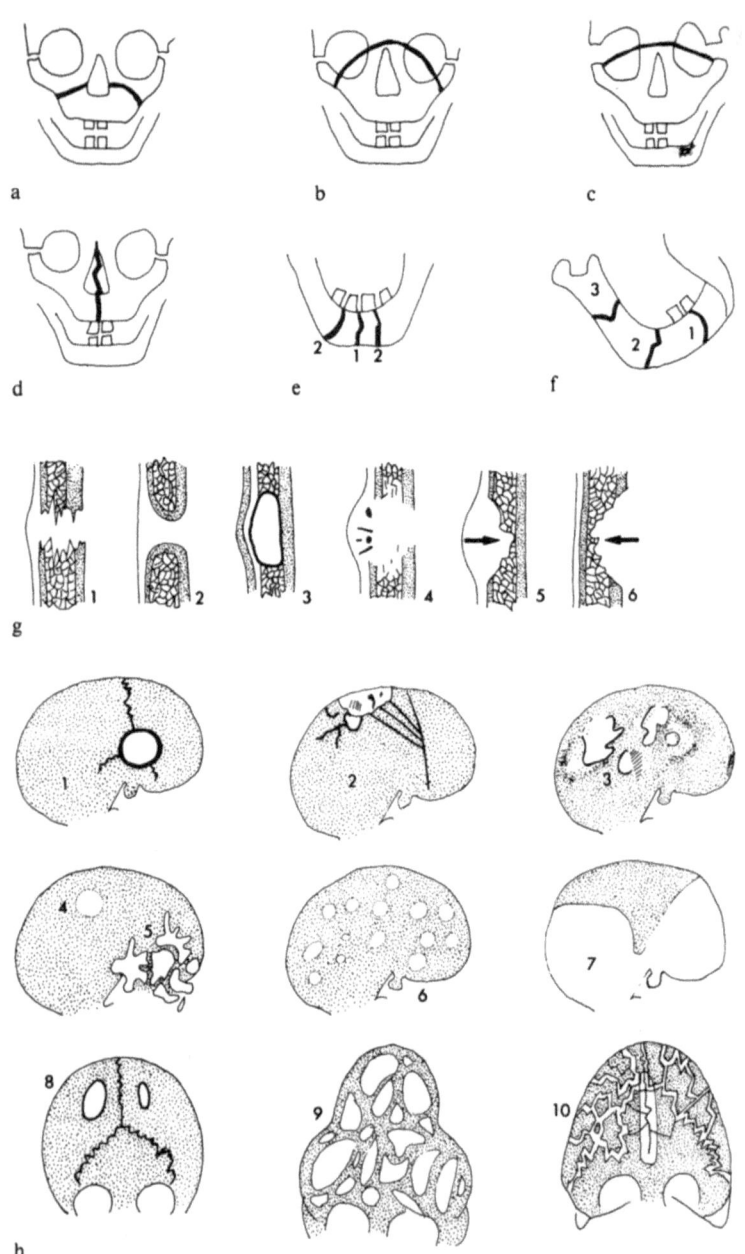

44

Schädellücken

Eine Schädellücke muß einer sorgfältigen Röntgenuntersuchung unterzogen werden. Dazu gehören tangentiale und vergrößerte Aufnahmen. Nur so ist eine genaue Analyse möglich, wie sie in der Legende der Abb. 8 g erläutert ist.

Hier werden die großen röntgenologischen Syndrome wiederholt.

Geschwülste (Abb. 8 g, h)

Bösartige Geschwülste. Es finden sich unregelmäßige und entkalkte Ränder sowie verkalkte und verdichtete Weichteile in der Umgebung der Lücke bei häufig multipler Lokalisation (Osteosarkome, Mamma- und Prostatacarcinome). Auch bösartige Systemerkrankungen führen zu Schädellücken, bewirken jedoch keine Veränderungen an den Rändern der Lücke (Myelome) (Abb. 8 h).

◁ **Abb. 8. a** Le Fort I, **b** Le Fort II, **c** Le Fort III, **d** Walther-Fraktur (vertikale Fraktur des Oberkiefers); **e** Frakturen am Kinn: *1* solitäre mediane, *2* symmetrische paramediane Stückbruchfraktur. **f** Fraktur des Unterkiefers: *1* am horizontalen Kieferast, *2* am Angulus, *3* am aufsteigenden Kieferast. **g** Schädellücken: *1* frische Fraktur, *2* alte Fraktur mit Wiederaufbau einer Corticalis im Frakturraum, *3* gutartiger Tumor (verdichteter Rand), *4* bösartiger Tumor (unscharf begrenzte Ränder, Weichteilinfiltration); *5* epikranieller Ursprung: Kerbe mit großem Durchmesser auf der extrakraniellen Seite der Lücke; *6* intrakranieller Ursprung: Kerbe mit großem Durchmesser auf der intrakraniellen Seite der Lücke. **h** *1* Lücke eines Cholesteatoms oder Epidermoids (rund, mit sehr dichtem und scharf begrenztem Lückenrand und im Bereich einer Naht lokalisiert); *2* Lücke eines Meningeoms (Hyperostose und Erweiterung der Arterien- und Venenfurchen in der Umgebung der Lücke); *3* Lücke durch Schädelmetastasen: unregelmäßige, geschlängelte und unscharf begrenzte Ränder. *4* Solitäre runde Lücke ohne Rändveränderung (eosinophiles Granulom); *5* konfluierende, landkartenähnliche Lücken im frontoorbitalen Bereich (Hand- Schüller-Christian); *6* zahlreiche runde Lücken ohne Randveränderung (multiples Myelom, Morbus Kahler); *7* große frontale und occipitale Lücke mit einem normalen dreieckigen Zwischenstück des Scheitelbeines durch Osteoporosis circumscripta cranii oder Schüller-Krankheit (Paget incipiens); *8* Foramina parietalia (fenestrae parietales Bonnaire); *9* Lückenschädel, Waben- oder Weichschädel (Kleeblattschädel); *10* Dysostosis cleidocranialis und Osteogenesis imperfecta: Klaffen der mit der großen Fontanelle zusammenhängenden Stirnnaht (sutura metopica); Fontanellen- und Nahtknochen, pilzförmiger Schädel, der sich über die obersten Halswirbel stülpt

Gutartige Geschwülste. Das Epidermoid oder echte Cholesteatom ist durch seine Lokalisation im Verlauf einer Naht oder Nahtkreuzung und durch seinen sehr dichten und scharf gezeichneten Rand charakterisiert (Abb. 8h).

Andere gutartige Geschwülste wie Cysten, Lipome, Chondrome, Morbus Bourneville und von Recklinghausen führen zu Aufhellungen der Kalotte und haben als gemeinsames Symptom einen regelmäßig begrenzten Lückenrand mit normal mineralisierten Knochen.

Selten findet man Unterteilungen der Lücke. Es ist dann an ein Knochenangiom oder an eine Riesenzellgeschwulst zu denken.

Meningeome rufen bei Wachstum an der Kalotte ziemlich charakteristische Schädellücken hervor:
- Der tangential dargestellte Lückenrand hat eine Kerbe, deren größter Durchmesser auf der intrakraniellen Seite liegt (Abb. 8g, h);
- unregelmäßige Verdichtung des Lückenrandes,
- Hyperostose und Verkalkungen im intrakraniellen Teil der Lücke, d. h. im Meningeom,
- Erweiterung der Arterien- und Venenfurchen.

Reticulosen (Abb. 8h)

Das eosinophile Granulom verursacht eine runde, regelmäßig begrenzte Lücke, deren Ränder etwas verdichtet sein können. Bei Morbus Hand-Schüller-Christian bestehen konfluierende, landkartenähnliche Lücken im frontoorbitalen Bereich.

Knochenkrankheiten (Skeleterkrankungen)

Osteoporosis circumscripta cranii oder Morbus Schüller, auch Morbus Paget incipiens genannt. Es kommt zu einer großen bipolaren Lücke (ein frontaler und ein occipitaler Teil), so daß parietal ein dreieckiges, normal geformtes Knochenstück bleibt (Abb. 8h). Diese Entwicklung bewirkt eine watteartige Struktur und führt so zum klassischen Bild des Morbus Paget (Abb. 9f).

Abb. 9. **a** Bluterguß in den Weichteilen (außerhalb des Periosts), **b** Cephalhämatom (subperiostal), **c** Osteom, **d** Hyperostosis frontalis interna, **e** diffuse Hyperostose des Schädels, **f** Morbus Paget, **g** Meningeom, **h** Sarkom oder Metastase, **i** hämolytische Anämie (Bürstenschädel), **j** Cranium bifidum occultum, **k** Lücke einer Encephalocele oder Meningocele, **l** Lücke einer ethmoido-frontalen Encephalocele oder Meningocele mit Hypertelorismus (auseinanderstehende Augenhöhlen), **m** normaler Basiswinkel (Welcker), **n** basale Kyphose, **o** Platybasie

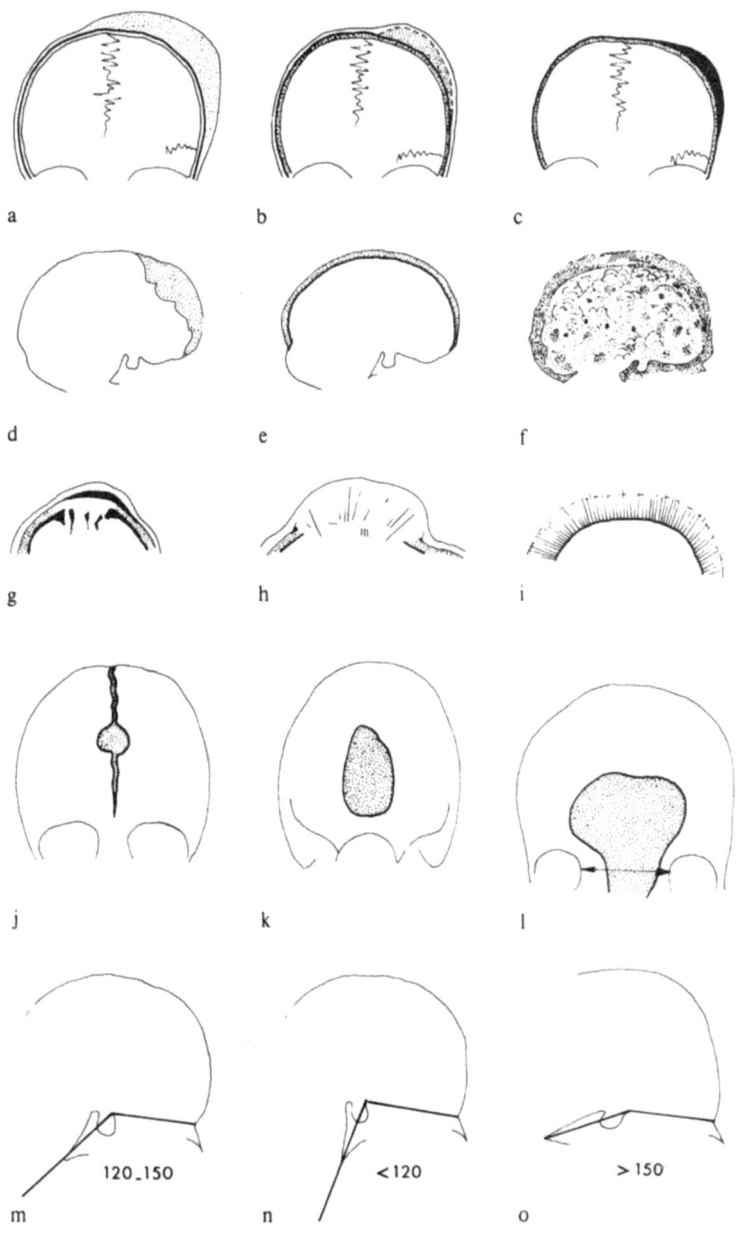

Andere Skeleterkrankungen gehen mit mehr oder minder charakteristischen Schädellücken einher, die jedoch gegenüber anderen radiologisch faßbaren Veränderungen in den Hintergrund treten:
Neurofibromatose von Recklinghausen,
fibröse Dysplasie (Lichtenstein und Albright) bei der jedoch auch eine grobe Verdichtung der Schädelbasis besteht,
metabolische Krankheiten wie Rachitis, Hyperparathyreoidismus, Nierendystrophien usw.

Infektionskrankheiten

Knochenzerstörungen durch exogene Infektionen an der Kalotte sind selten geworden.

Posttraumatische Lücken

Wir haben die „wachsende Schädelfraktur" bereits besprochen (s. S. 39 u. Abb. 6i).

Schädellücken durch Mißbildung

Foramina parietalia (Fenestrae parietales Bonnaire). Bereits beim Neugeborenen bestehen manchmal zwei symmetrische ovale Lücken ohne Randveränderungen im hinteren Teil der Parietalknochen. Es handelt sich um reine Knochendefekte ohne Mißbildung der Hirnhäute oder des Gehirns (Abb. 8).

Lückenschädel, Wabenschädel, Weichschädel oder Kleeblattschädel (Abb. 8). Es handelt sich um eine schwere congenitale Ossifikationsstörung des Schädels, bei der sich neben zahlreichen Lücken auch Balken normal ausgebildeten Knochens finden. Es gibt leichte und schwere, monossäre sowie mit Craniostenose und anderen spinalen oder cerebralen Mißbildungen einhergehende Formen.

Dysraphien

Am Schädel spricht man von „Cranium bifidum occultum", wenn durch eine zufällige Röntgenuntersuchung die Diagnose eines medianen congenitalen Fusionsdefektes gestellt wurde, der der klinischen Untersuchung entgangen war. Andere schwere Schädeldysraphien gehen mit mehr oder weniger schweren Meningocelen einher (Abb. 9j–l).

Osteogenesis imperfecta und Dysostosis cleidocranialis (Abb. 8)

Diese Ossifikationsstörung führt zu klaffenden Nähten, offenen Fontanellen, Naht- und Fontanellenknochen und pilzförmigen Schädel, der sich über die Halswirbelsäule stülpt.

Auftreibungen und Hyperostosen am Schädel

Auftreibungen

Diese werden beim Kind und beim Erwachsenen getrennt erläutert.

Beim Neugeborenen

Beim Neugeborenen kommen mediane und laterale Auftreibungen vor:

Mediane Auftreibungen. Meningo- und Encephalocelen sind weich und treten durch eine mediane Schädellücke hervor. Neuroradiologisch wird man durch Computertomographie und evtl. durch Angiographie den Inhalt weiter abzuklären versuchen. Diese Fehlbildung entsteht meistens in der occipitalen Gegend, kommt aber auch in der frontonasalen Gegend vor (Abb. 9j–l).

Laterale Auftreibung. Es handelt sich gewöhnlich um eine gutartige Auftreibung:
Durch ein *Schädelhämatom,* eine Blutansammlung unter der Haut, die bei der Geburt entstanden ist. Die Integrität des darunterliegenden Knochens wird röntgenographisch festgestellt. Man sieht selten eine Fraktur. Dieses Schädelhämatom geht spontan ohne weiteres zurück (Abb. 9a).
Durch ein *Cephalhämatom,* eine Blutansammlung zwischen Knochenhaut und Knochen (subperiostales Hämatom). Röntgenographisch wird festgestellt, daß das Hämatom durch Nähte und Fontanellen begrenzt wird, weil dort die Knochenhaut unterbrochen ist (Abb. 9b). Eine Fraktur kann unter dem Cephalhämatom liegen. Dieses resorbiert sich gewöhnlich ohne Komplikation, kann aber auch zu einem Osteom mit kompakter Struktur führen (Abb. 9e).
Durch eine *spezifische Auftreibung* wie Cephalohydrocele und Sinus pericranii (S. 41 u. Abb. 7).

Beim Erwachsenen und seltener im Kindesalter

Verschiedene gutartige (Osteome und Meningeome) oder bösartige Geschwülste (Osteosarkome und Metastasen) kommen hier in Betracht. Die Röntgenuntersuchung ist sehr wichtig, denn sie erlaubt es zuweilen, auf Grund charakteristischer Veränderungen die Diagnose zu stellen (Abb. 8g). Was die Osteome anbelangt, wird man drei Formen zu unterscheiden versuchen: Osteom der Tabula externa, der Tabula interna und das Manschettenknopf-Osteom (Abb. 11).

Hyperostosen

Allgemeine Schädelhyperostose

Man unterscheidet spezifische und unspezifische Hyperostosen.

Unspezifische Schädelhyperostose. Die Hypertrophie der Knochen ist weniger ausgeprägt als die Verdichtung. Die Kalotte ist im frontalen, parietalen und temporalen Gebiet befallen. Das Os occipitale ist nur bis zur Protuberantia occipitalis hyperostotisch. Unterhalb, im basalen Teil des Knochens, sind Dicke und Dichte normal. Diese unspezifische Hyperostose kommt bei Frauen mit Tetanie und diencephalo-hypophysären unspezifischen Störungen (Abb. 9e) gehäuft vor.

Spezifische Schädelhyperostosen. Morbus Paget: die Schädelkalotte ist hypertrophisch, und man erkennt die Tabulae nicht mehr („Entdifferenzierung der Kalottenknochen", die ihre Struktur verlieren und ein flokken- und watteartiges Aussehen zeigen).
Verschiedene Hämopathien erzeugen Hyperostosen. Die bekanntesten sind die hämolytische Mittelmeeranämie (Cooley) und die Sichelzellenanämie. Diese Anämien bewirken das progressive Verschwinden der Tabula externa bei gleichzeitiger Hypertrophie der Diploë, die zur Tabula interna senkrecht stehende Knochenleisten bildet, die wie Bürstenhaare stehen (Bürstenschädel) und in die Weichteile vordringen (Abb. 9i).
Seltene Krankheitsbilder aus dem Bereich der Skeletterkrankungen führen ebenfalls zu Hyperostosen speziell an der Schädelbasis: Osteopetrose, Pyknodysostose, cranio-metaphysäre Dysplasie, Morbus Lichtenstein und Morbus Albright.

Lokale Schädelhyperostose

Hyperostosis frontalis interna. Dies ist die häufigste an einem Kalottenknochen lokalisierte Hyperostose (Abb. 9d). Es handelt sich um ein Osteom der Tabula interna, das bei Frauen in den Wechseljahren besonders in Zusammenhang mit Fettsucht, Hypertonie, Zuckerkrankheit und Hirsutismus vorkommt.

Hyperostosis hemicranii. Dieser Befund muß an eine fibröse Dysplasie denken lassen.

Eng umschriebene Hyperostosen. Feine Spicula in den Weichteilen bei bösartigen Geschwülsten (Abb. 9h),

gröbere Spicula und Höcker an der Tabula interna bei Meningeomen (Abb. 9g),
sehr feine parallel verlaufende Spicula bei beginnender hämolytischer Anämie (Abb. 9i),
kleine Osteome von ganz unterschiedlicher Form (Abb. 11a–c).

Mißbildungen (Kalotte, Basis)

Kalotte

Wir haben verschiedene Mißbildungen erwähnt (S. 33):
- die Mikrokranie (Mikrocephalie),
- die Makrokranie (Hydrocephalus, Hygrome, Megalencephalie),
- die Schädelsymmetrie bei temporalem Hygrom,
- die Schädelsymmetrie bei frühkindlicher einseitiger Encephalopathie,
- der Pilzschädel (s. Abb. 8h),
- verschiedene Craniostenosen:
  Turmschädel, Akrocephalie, Oxycephalie, Dolichocephalie, Trochocephalie, Trigonocephalie;
- congenitale Schädellücken wie foramina parietalia und Lücken- oder Wabenschädel (s. Abb. 8h).

Außer den abnormen Formen und Größen des Schädels soll noch auf folgende Mißbildungen aufmerksam gemacht werden:
- Cranium bifidum occultum (Abb. 9j),
- Pneumatisationsstörungen (Hyper- oder Hypoplasie) der Stirnhöhlen, Siebbeinzellen und Warzenfortsätze,
- Dysraphien bei Encephalo- und Meningocelen (Abb. 9k, l).

Basis

Vier verschiedene Mißbildungen können unterschieden werden:

1. Regionale Knochenmißbildungen

Regionale Knochenmißbildungen der Orbita oder des Felsenbeins in Form einer
- *Dysplasie:* abnorme Morphogenese,
- *Hypo- und Aplasie:* fehlende oder unterentwickelte Knochen,
- *Hyperplasie:* überentwickelte Knochen.

2. Knochenmißbildungen, die mit Mißbildungen des Nervensystems einhergehen

Durch die Röntgenuntersuchung der Knochen wird man auf solche Mißbildungen aufmerksam:
- Schädelbasislücken bei Teratomen,
- Abnorme Felsenbeinstruktur bei Fehlbildung des Mittelohrs und des äußeren Gehörganges,
- verformte und entkalkte Schädelbasisknochen bei congenitalen Cysten.

3. Mißbildungen des Basiswinkels

Der Basiswinkel (Nasion – Tuberculum sellae – Basion, Abb. 9) hat einen Normalwert von 120–150°. Einen größeren Basiswinkel (über 150°) findet man bei Platybasie (abgeflachte Schädelbasis). Bei kleinerem Basiswinkel (unter 120°) spricht man von Basalkyphose (stark abgeknickte Basis). Diese Anomalien sind nicht pathogen, aber trotzdem wichtig, weil sie auf andere Fehlbildungen wie z. B. die basilare Impression hinweisen können.

4. Mißbildungen des Schädel-Hals-Überganges

Wir behandeln hier die wichtigsten Fehlbildungen, wenn auch manche die Schädelbasis kaum einbeziehen.

Basilare Impression. Sie ist die häufigste Form der Fehlbildungen dieser Übergangszone und ist charakterisiert durch eine Hypoplasie des gesamten Hinterhauptsbeins oder seines caudalen Abschnitts. Dadurch liegen die ersten Cervicalwirbel zu weit cranial. Drei wichtige Hilfslinien dienen zur Analyse dieser Mißbildung:
- *Die occipito-palatine Horizontale* (Chamberlain), die in Abb. 10a erläutert ist, verbindet auf einer exakt eingestellten Seitaufnahme den hinteren Rand des knöchernen Gaumens mit dem hinteren Rand des Foramen magnum. Der vordere Atlasbogen und die Spitze des Dens axis befinden sich unterhalb dieser Linie (Abb. 10a). Bei basilarer Impression liegen beide, besonders der vordere Atlasbogen, oberhalb dieser Linie (Abb. 10b).
- *Die bidigastrische Horizontale (Fischgold-Metzger)* wird zwischen den Insertionsgruben des M. digastricus gezogen, wie es in der Abb. 10a erläutert ist. Die Schädelbasis verläuft schräg caudalwärts auf die Mittellinie zu. Bei basilarer Impression (Abb. 10c, rechte Seite des Patienten) verläuft die Schädelbasis hingegen cranialwärts schräg auf die Mittellinie zu.

- *Die intervestibuläre Senkrechte (Wackenheim)* ist eine physiologische Mittellinie des Schädel-Hals-Überganges. Diese Senkrechte (Abb. 10a) wird im Mittelpunkt der Intervestibularlinie errichtet und verläuft normalerweise durch die Längsachse des Dens axis, also auch durch die Spitze des Schmidt-Fischerschen Gelenkachsenwinkels. Mit dieser Linie kann man *einseitige* basilare Impressionen besser darstellen (Abb. 10c).

Occipitalisation des Atlas. Diese Fehlbildung ist deshalb pathogen, weil sie oft zu einer Stenose des Spinalkanals führt. Bei ihr ist der Atlas mit dem Hinterhauptsbein verschmolzen. In der Nähe des Foramen magnum findet man daher Knochenhöcker, die sonst nicht vorkommen. Für die Röntgendiagnose entscheidend ist jedoch das Fehlen des Atlas (Abb. 10d).

Odontoideum mobile und Densaplasie. Diese Ossifikationsstörung des Dens axis ist pathogen, denn sie führt zu intermittierender Kompression der Medulla. Bei schweren Formen existiert kein Dens axis, so daß es zu einer erheblichen Dislokation zwischen Atlas und Axis kommt (Densaplasie). Bei weniger ausgeprägten Fällen gibt es keine Knochenentwicklung an der Basis des Dens axis. Dadurch ist der obere (craniale) Teil des Dens sehr beweglich (Odontoideum mobile). Diese häufigere Form (Abb. 10f) bedingt auch eine gewisse Dislokation zwischen C1 und C2 mit intermittierender Kompression der Medulla. Das Odontoideum mobile darf nicht mit einem nicht pathologischen persitierender Apicalkern des Dens axis, auch Ossiculum Bergmann genannt, verwechselt werden (Abb. 10e).

Vertebralisation der Occipitalkondylen. So wie man an der unteren Lendenwirbelsäule Lumbalisation und Sacralisation kennt, so gibt es auch Occipitalisation und Vertebralisation am Schädel-Hals-Übergang. Bei Vertebralisation kommt es zu hypoplastischen, abgeflachten Kondylen. Eine seltene pathogene Form der Vertebralisation ist in Abb. 10g schematisch dargestellt. Die freiliegenden Kondylen sind für eine Stenose des Spinalkanals verantwortlich und führen zur progressiven Kompression der Medulla.

Atlantoaxiale Dislokation durch Fehlbildung des Ligamentum transversum. Die Diagnose dieser höchst pathogenen Mißbildung, bei der eine normale Knochenentwicklung des Atlas und Axis besteht und die sich auf funktionellen Röntgenaufnahmen zu erkennen gibt, beruht auf zwei röntgenologischen Zeichen:
- In der Lateralansicht besteht ein *verbreiteter Gelenkspalt* zwischen vorderem Atlasbogen und Vorderrand des Dens axis (Abb. 10j);

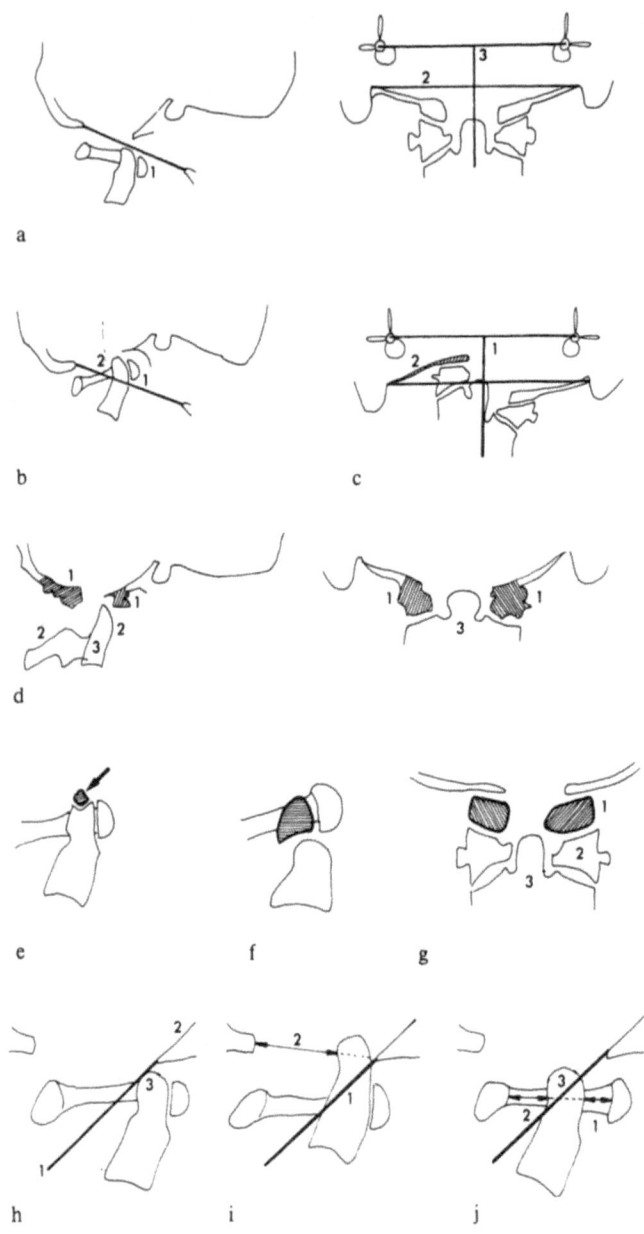

- auf derselben seitlichen Übersichtsaufnahme (oder auf einem medianen Tomogramm im seitlichen Strahlengang) erkennt man, daß der Axis nach dorsal verschoben ist. Normalerweise wird der Axis vom Ligamentum transversum vorne fixiert, so daß der Gelenkspalt beim Erwachsenen nur 1–2 mm beträgt. Im Normalfall liegt die Spitze des Dens axis tangential zur Basilarlinie (Abb. 10h). Bei Fehlbildung des Ligamentum transversum mit dorsaler Lage des Axis *überragt die Densspitze die Basilarlinie* (Abb. 10j). Dadurch kommt es zu einer Verengung des Spinalkanals am hinteren Rand des Dens axis. Bei der Flexion (Biegung nach ventral) des Kopfes wird der Durchmesser des Spinalkanals kleiner. Man wird also zum Röntgen diese Kopfstellung wählen. Außer der Fehlbildung gibt es auch Fälle von Ruptur des Ligamentum transversum bei Unfällen (s. S. 8 u. Abb. 2a).

Hypertrophie des Dens axis. Diese nur selten pathogene Mißbildung ist leicht im lateralen Röntgenbild zu erkennen (vgl. Abb. 10h, i). Sie kann zu einer Verengung des Foramen magnum führen.

Manifestation des Occipitalwirbels. Die oberen primären Halswirbel sind in die Schädelbasis im Gebiete des Foramen magnum integriert. Wenn diese Eingliederung unvollständig bleibt, entstehen Spalten und Knöchelchen, die keine pathogene Bedeutung haben.

◁ **Abb. 10a–j.** Fehlbildungen am Cervicoccipitalen Übergang. **a** Normale Hilfslinien: *1* Occipito-palatine Linie (Chamberlain): Sie wird vom Hinterrand des harten Gaumens zum hinteren Rand des Foramen magnum gezogen. Spitze des Dens axis und vorderer Atlasbogen liegen unterhalb dieser Linie, *2* Bidigastrische Horizontale (Fischgold-Metzger). Sie wird zwischen beiden Insertionsgruben des gleichnamigen Muskels gezogen. Die Schädelbasis verläuft unterhalb dieser Linie schräg nach unten medial. *3* Intervestibuläre Senkrechte (Wackenheim): Senkrechte im Mittelpunkt der Intervestibularlinie. Sie erlaubt die Analyse von Asymmetrien. **b** Basilare Impression: Der vordere Atlasbogen (*1*) und die Spitze des Dens axis (*2*) liegen über der Chamberlain-Linie. **c** Einseitige basilare Impression: Die intervestibuläre Linie (*1*) veranschaulicht die Asymmetrie. Durch die bidigastrische Linie kommt die einseitige basilare Impression (*2*) gut zur Darstellung. **d** Atlasassimilation oder Occipitalisation des Atlas; Knochengebilde am Hinterhaupt entsprechen dem Atlas (*1*); fehlender Atlas (*2*); normaler Dens axis (*3*). **e** Nicht verschmolzener Nucleus apicis auch Ossiculum Bergmann genannt (*Pfeil*). **f** Os odontoideum (mobile): fehlende Fusion zwischen Dens axis und Axiskörper. **g** Vertebralisation der Occipitalkondylen (*1*), Atlas (*2*), Axis (*3*). **h** Basilarlinie (*1*), Verlängerung der Clivusebene (*2*) und Berührung der Spitze des Dens axis (*3*). **i** Zu langer Dens axis (Dolichoodontoid), der die Basilarlinie (*1*) überragt und im Foramen magnum steht (*2*). **j** Atlantoaxiale Dislokation durch Fehlbildung des Ligamentum transversum. Vergrößerter Abstand zwischen vorderem Atlasbogen und Dens axis (*1*) und Stenose des Spinalkanals (*2*). Der Dens axis ist nach hinten verlagert und überragt dadurch die Basilarlinie (*3*)

Asymmetrie des Schädel-Hals-Übergangs. Diese Asymmetrien sind mittels der intervestibulären Senkrechten leicht zu erkennen. Sie gehen mit Schädelbasis- und Gesichtsasymmetrie einher.

Knochentumoren

Knochengeschwülste erzeugen typische Röntgenzeichen, die wir bereits erläutert haben:
- Auftreibungen (S. 49),
- Lücken (S. 45),
- Hyperostosen (S. 49),
- Zeichen der Hirndrucksteigerung (S. 35).

Bei Knochentumoren des Schädels entstehen eine oder mehrere dieser Anomalien. In jedem Fall muß die Ausdehnung des Tumors röntgenographisch festgelegt werden. Wichtig sind vor allem Hinweise, ob sich der Tumor nur innerhalb der Kalotte ausbreitet oder auf den epi- oder intrakraniellen Raum übergreift (Abb. 11 b, c). Bei letzterer Möglichkeit wird man auch nach den Zeichen einer Hirndrucksteigerung suchen. (Abb. 11)

Intrakranielle Verkalkungen

Es gibt physiologische und pathologische intrakranielle Verkalkungen.

Physiologische intrakranielle Verkalkungen

1. Verkalkung des Corpus pineale (Abb. 11 d)
Sie ist erst etwa vom 10. Lebensjahr an nachweisbar. Sollte die Pinealis vor diesem Alter schon verkalkt sein, muß nach einem pathologischen

---

Abb. 11. a Osteom der Tabula externa, **b** Osteom der Tabula interna, **c** Manschettenknopf-Osteom, **d** Lokalisation der verkalkten Zirbeldrüse im Normalfall und bei ausgedehnter Geschwulst (*T*), **e** verkalkte Plexus chorioidi in den Seitenventrikeln (Trigonum), **f** Ossifikation und Verkalkung der Falx, **g** Ossifikation und Verkalkung von Falx und Tentorium, **h** Kalkablagerung in einer Pacchioni-Grube, **i** Kalkablagerung in der Hypophyse

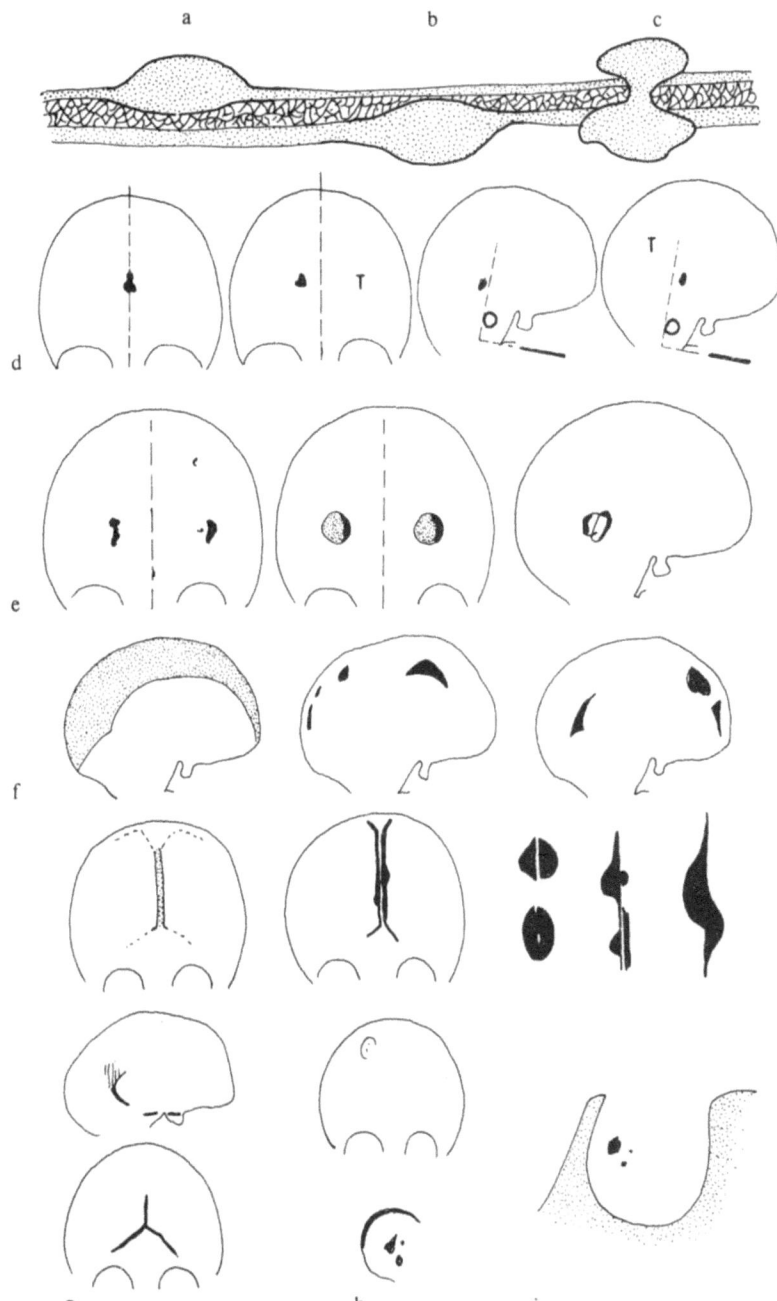

Vorgang gesucht werden: Heilungsprozeß einer Infektion im Kindesalter, metabolische Störungen im Phosphor- und Calciumhaushalt.

Das verkalkte Corpus pineale stellt in der röntgenologischen Routinediagnostik einen wichtigen Bezugspunkt dar, und zwar ist in sagittaler Projektion
- seine Lage exakt in Schädelmitte der Normalbefund,
- seine Verlagerung auf eine Seite ein Hinweis auf einen raumfordernden Prozeß in einer Schädelhälfte.

Im lateralen Röntgenbild ist die Lokalisation der verkalkten Epiphyse weniger wichtig für die Routinediagnostik. Wir prüfen, ob sie hinter einer Senkrechten liegt, die wir tangential zum hinteren Rand des äußeren Gehörgangs auf der Verlängerungslinie des Gaumens errichten (Abb. 11d). Verlagerungen können in bezug auf diese Linie gekennzeichnet werden.

2. Verkalkung des Plexus chorioideus

Nur selten sind die Plexus chorioideus des dritten und vierten Ventrikels verkalkt. Diejenigen der Seiten sind es dagegen sehr oft. Diese Verkalkungen sind jedoch weniger geeignet, raumfordernde Prozeße erkennen zu lassen. Die Plexus sind nämlich sehr groß, und oft ist nur ein Teil davon verkalkt. Es kann vorkommen, daß auf einer Seite der äußere Teil und auf der anderen Seite der innere Teil verkalkt ist, so daß eine Asymmetrie entsteht, die wie in Abb. 11e gezeigt wird, keine Schlußfolgerungen erlaubt. Im Seitenbild kommt es zu komplexen Überlagerungsbildern.

3. Verkalkung der Falx

Die Falx besteht aus zwei Blättern, die beide Kalkablagerungen aufweisen können (Abb. 11f). Im Seitbild sind diese als sichelförmige Gebilde zu erkennen. In sagittaler Projektion liegen diese Verkalkungen auf beiden Seiten der Mittellinie und haben eine lineare Begrenzung medialwärts und eine konvexe Begrenzung lateralwärts. Dadurch entstehen flammenähnliche, kaffeebohnenförmige, auch V- oder Yähnliche Bilder.

In der Praxis ist die Verkalkung der Falx nur von geringer Bedeutung. Sie wird nämlich nicht durch raumfordernde Prozesse verlagert, weil diese das Gehirn unter die Falx schieben (Einklemmung). Selten zeugen die Verkalkungen der Falx von einer Falxgeschwulst (Meningeom) oder von intermittierenden Ablagerungen bei Calcinose.

4. Verkalkung des Tentorium

Diese Verkalkungen sind weitaus seltener als die der Falx und führen zu ganz verschiedenen Veränderungen im Röntgenbild (Abb. 11 g).:
- lineare Verkalkungen der Sellagegend,
- lineare Verkalkungen des freien Tentoriumrandes,
- Y-förmige Verkalkung des falcotentoriellen Übergangs.

5. Hypophysenverkalkung (Abb. 11i)

Im Sellagebiet kann es Verkalkungen geben, die nicht unbedingt der Hypophyse angehören. Diese Verkalkungen sind gutartig und müssen von denen der Craniopharingeome unterschieden werden.

6. Verkalkung der Pacchioni-Grübchen (Foveolae granulares)

Wie in Abb. 11h erläutert wird, haben diese Gruben einen charakteristischen halbmondförmigen Sklerosesaum. Sie können auch mehr oder weniger zentral eine Verkalkung enthalten.

Pathologische intrakranielle Verkalkungen

1. Tumorverkalkungen

Intrakranielle cerebrale und extracerebrale Tumoren können verschiedenartig verkalken.

Bösartige Tumoren. *Gliome und Glioblastome* führen oft zu granulären, nodulären oder linearen Verkalkungen (Abb. 12). Früher oder später kommen Zeichen des gesteigerten Hirndrucks hinzu (S. 35).

Gutartige Tumoren. *Craniopharyngeome.* Diese Geschwülste der Sellagegend verkalken sehr häufig. Man unterscheidet zwei Varianten (Abb. 12b):
Granulationen und Knoten, die mehr oder weniger konfluieren;
lineare, kurven- und halbkreisähnliche Verkalkungen einer Cystenwand des Craniopharyngeoms.
  Ependymome und Papillome. Diese Tumoren dehnen sich intraventriculär aus und zeigen oft einige Kalkknoten.
  Meningeome. Abgesehen von dem seltenen intraventriculären Ursprung entwickeln sich Meningeome gewöhnlich an der Innenwand des Schädels, sowohl an der Kalotte (parasagittal) als auch an der Basis (Keilbeinflügel, Tuberculum sellae). Diese Verkalkungen liegen dann

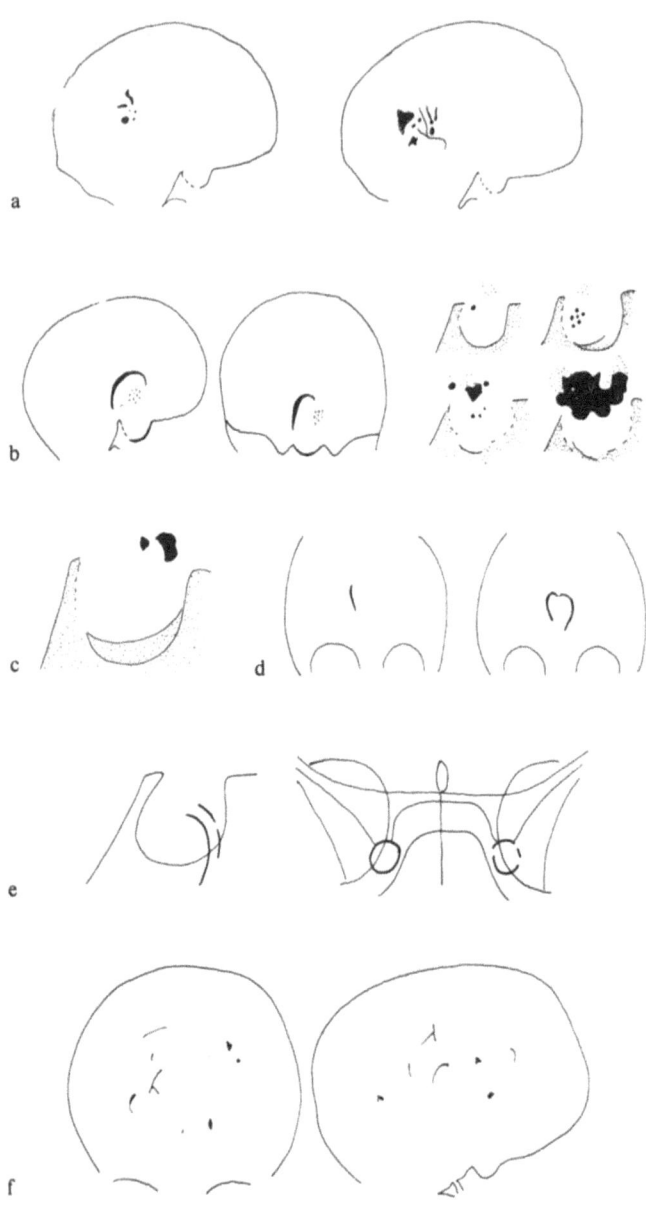

Abb. 12a–f. Kalkablagerung bei: **a** Gliom, **b** Craniopharyngeom, **c** Hypophysenadenom, **d** Balkenlipom, **e** Carotisatherom im Siphon, **f** Toxoplasmose

nicht weit von der Tabula interna entfernt und entsprechen außerdem den Röntgenzeichen der Meningeome, die wir bereits erläutert haben (S. 46, Abb. 8).

Hypophysenadenome (Abb. 12e). Verkalkungen (granuläre und noduläre) sind weitaus seltener als bei Craniopharyngeomen.

Balkenlipome. Dieser seltene Tumor kann eine lineare Randverkalkung haben, die einen Teil oder ein Gesamtbild eines Kartenspielherzens darstellt (Frontalbild, Abb. 12d). Teratome, Dermoide und Epidermoide gehen gewöhnlich mit granulären und nodulären Verkalkungen einher (Abb. 20f). Bei Teratomen und Dermoiden können außerdem verkalkte Strukturen vorhanden sein (Zähne, Knöchelchen). Wie bei Craniopharyngeomen kommt es schließlich auch zu Verkalkungen von Cysten.

Seltene oder selten verkalkte Tumoren sind *Chordome* (von der Synchondrosis sphenooccipitalis ausgehend), *Chondrome, Pinealome, Gliome des Opticus.*

Alle diese Tumorverkalkungen sind unspezifisch. Nur selten (bei Meningeomen und Craniopharyngeomen) führt die Konstellation von bestimmten Knochenveränderungen mit Kalkablagerungen im Nativbild zur Verdachtsdiagnose. Bei allen Fällen von Verkalkungen im intrakraniellen Raum wird grundsätzlich:
- zuerst nach Zeichen einer Hirndrucksteigerung gefahndet (Abb. 6b),
- eine Computertomographie durchgeführt (s. Abb. 20f).

2. Verkalkung von Gefäßwänden und Hämatomen

Verkalkung im Carotissiphon. Zirkulär im Frontalbild und doppelspurig linear im Lateralbild, ist diese Verkalkung mit der charakteristischen Lokalisation im parasellären Bereich (Abb. 12e) leicht identifizierbar.

Arterielles Aneurysma. Nur selten verkalken die Wände eines Aneurysmas (linear bei tangentialer Darstellung oder wolkenartig in direkter Projektion).

Arteriovenöses Aneurysma (Angiom). Diese Gefäßbildung erzeugt kleine Hämatome, die noduläre Kalkablagerungen verursachen (Abb. 14c).

Hämatome. Epikranielle: Selten bei Schädelhämatomen und noch seltener bei Cephalhämatomen kommt es zu Verkalkungen und später zur Entwicklung eines Osteoms (s. Abb. 9c).

Intrakranielle extracerebrale (epidulare und subdurale) Hämatome können – wenn nicht operiert – zu großen Osteomen führen.

Intracerebrale Hämatome verkalken sehr oft, sowohl die Geburtshämatome als auch diejenigen beim Erwachsenen.

3. Verkalkungen bei Infektionskrankheiten und Parasitosen

Tuberkulose
Verkalkung nach Arachnitis. Die Heilung einer tuberkulösen Hirnhautentzündung führt im basalen Bereich (opticochiasmatische Zisterne) zu Verkalkungen über der Sella.
Verkalkte Tuberculome. Noduläre und korallenartige Verkalkungen sind als stabilisiertes Heilungsstadium anzusehen (Kleinhirnhemisphären und Hirnstamm).

Meningitis, Phlebitis und Absceß. Diese Entzündungen führen bei konservativer und chirurgischer Behandlung zu Verkalkungen.

Toxoplasmose. Diese Verkalkungen sind ziemlich charakteristisch: tiefgelegen oder paraventriculär, mit linearen, kommaförmigen, granulären oder nodulären Strukturen (Abb. 12f).

Echinokokkose. Eine zentrale Cyste zeigt oft parietale Kalkablagerungen, während im soliden Anteil der Geschwulst noduläre Verkalkungen vorkommen. Selten sieht man vollständige Wandverkalkungen wie bei Lebercysten. Erst die Computertomographie zeigt die Cyste in ihrer ganzen Ausdehnung (s. Abb. 17a).

Andere Parasitosen führen ebenfalls zu Verkalkungen: Cysticercosen, Torulosen, Trichinosen und Mykosen.

4. Phakomatosen (van der Hoeve)

Als Phakomatosen werden Krankheiten bezeichnet, bei denen eine Hautanomalie (ein Fleck) mit intrakraniellen Verkalkungen und Epilepsie einhergeht.

Encephalofaciale Neuroangiomatose (Sturge-Weber). Sie besteht aus folgender Trias:
– ein Hautangiom (Blutmal) im Gesicht (Versorgungsgebiet des Trigeminus),
– intrakranielle Verkalkungen, die nahezu charakteristisch sind,
– eine einseitige Atrophie des Schädels auf der Seite der Verkalkungen (atrophische Encephalopathie mit Epilepsie).
Die Verkalkungen der Neuroangiomatose sind:
cortical, meistens zuerst einseitig und später bilateral,

vorwiegend occipital rechts oder zumindest occipital vorwiegend rechts, linear, wurmförmig, parallel geschlängelt, wie ein Eisenbahngleis verlaufend, jedoch mit Windungen und Girlanden, die den corticalen Windungen entsprechen (Abb. 13a) – Es kommt aber auch zu isolierten nodulären Verkalkungen,
mit cranialer homolateraler Hemiatrophie verbunden.

Die tuberöse Hirnsklerose Bourneville. Sie beinhaltet:
Ein Adenoma sebaceum in Schmetterlingsform, paranasal symmetrisch angelegt,

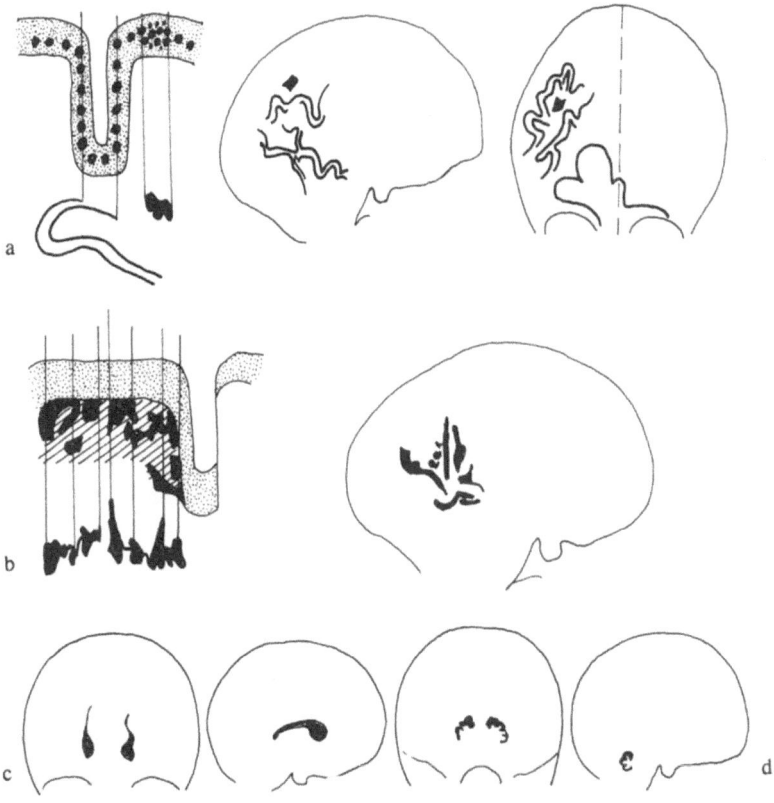

Abb. 13. a Röntgenprojektion der Kalkablagerungen bei Neuroangiomatose Sturge-Weber, **b** idem bei ossifizierender Encephalopathie (Wackenheim), **c** Verkalkung der Basalganglien beiderseits (Nucleus caudatus), **d** Verkalkung des Nucleus dentatus beiderseits

ein psychointellektuelles Syndrom, Imbecilität oder Idiotie und Epilepsie,
intrakranielle knotenförmige Verkalkungen, die paraventriculär an der Oberfläche der Stammganglien liegen,
vielgestaltige Schädelanomalien: kleine Lücken und Verdichtungen.

5. Verkalkungen der grauen Substanz mit Hypoparathyreoidismus

(auch Morbus Fahr genannt). Die charakteristische Trias ist:
Tetanie,
neurologische Ausfälle (pyramidal und extrapyramidal) und evtl. Epilepsie,
Verkalkungen der Stammganglien, der Nuclei des Cerebellum und der corticalen grauen Substanz sowohl im Cerebrum wie im Cerebellum (Abb. 13 c, d).

6. Encephalopathien mit progressiver Verknöcherung der Hirnhäute und des Gehirns (Wackenheim 1972)

Die röntgenographischen Befunde sind denen der Neuroangiomatose ähnlich, jedoch durchaus differenzierbar, wie in Abb. 13 b erläutert wird.

Spontaner Pneumocephalus (Pneumatocephalus)

Atmosphärische Luft dringt in den intrakraniellen Raum durch eine Nebenhöhle des Schädels, deren hintere (weiter endokraniell gelegene) Wand entweder durch einen Schädeltumor (Metastase) oder durch eine Fraktur zerstört ist (Abb. 7). Je nach der Lokalisation der eingedrungenen Luft werden folgende Formen unterschieden:

Subarachnoidaler Pneumatocephalus.

Die röntgenographische Darstellung dieser Form entspricht genau der einer Luftencephalographie, bei der Luft in den Subarachnoidalraum insuffliert wird.

Periduraler Pneumatocephalus (epidural und subdural).

In der Nähe der Schädelläsion (Infektion, Tumor, Trauma) kommt es zu einer intrakraniellen Luftblase oder Lamelle.

Intracerebraler Pneumatocephalus

Im traumatisierten Gehirn bildet sich ein Defekt, der sich mit Luft füllt (s. Abb. 6).

Gehirn

Der intrakranielle Raum enthält:
- *das Gefäßsystem,* das aus Arterien und Venen besteht, wobei letztere im intrakraniellen Raum eine besondere Variante aufweisen: die Sinus;
- *das Nervensystem,* das aus Gehirnnerven besteht, die aus dem Schädelinneren durch Löcher und Kanäle der Schädelbasis zu ihren Organen ziehen;
- *das Gehirn,* das im supratentoriellen Raum aus zwei durch den Balken miteinander verbundenen Hemisphären besteht und im intratentoriellen Raum aus zwei Kleinhirnhemisphären, die durch den Wurm (vermis) miteinander verbunden sind. Das Gehirn ist durch die Medulla oblongata mit dem Rückenmark verbunden.

Alle diese intrakraniellen Organe liegen im Liquor cerebri eingebettet, der ein weit ausgedehntes System bildet. Es besteht einerseits aus Subarachnoidalräumen an der Peripherie des Gehirns, des Rückenmarks und der Cauda equina, von denen manche etwas größer sind und dann als Zisternen bezeichnet werden, und andererseits aus Ventrikeln, die als mediane (III und IV) oder als symmetrische laterale (I und II) Kammern angelegt sind. Auf Grund der Komplexität des Schädelinhalts ist es leicht verständlich, daß die Pathologie sehr verschiedenartig ausgeprägt sein kann und daß die Neuroradiologie in der Diagnostik eine führende Rolle spielt.

Hämatome

Die intrakraniellen Hämatome haben für den Radiologen zwei gemeinsame Symptomgruppen:

1. *indirekte,* nicht spezifische Zeichen eines raumfordernden Prozesses mit oder ohne Hirndrucksteigerung,

2. *direkte* Zeichen in Form einer *dichten* (Computertomographie), *avasculären* (Angiographie) oder *apneumatischen* (Encephalographie) Masse.

In der Umgebung des Gehirns (pericerebral) gibt es zwei Arten von Hämatomen:
- ein epidurales Hämatom,
- ein subdurales Hämatom.

Neben diesen pericerebralen Blutergüssen kommt es auch zu Blutungen ins Cerebrum und Cerebellum (intracerebrale Hämatome), die mit dem Ventrikelsystem in Verbindung stehen können und dann zu einer intraventriculären Blutung (Ventrikeltamponade) führen.

Epidurales Hämatom

Das Blut befindet sich zwischen der Innenseite des Schädelknochens und der äußeren Seite der Dura. Gewöhnlich besteht im gleichen Gebiet eine traumatische Knochenläsion (Fraktur oder Impression), die für die Blutung verantwortlich ist. In der hinteren Schädelgrube ist das epidurale Hämatom selten und meistens tödlich.

Diagnose. Zeichen eines raumfordernden Prozesses:
- *Nativaufnahmen des Schädels:* Fraktur, Impression, Verschiebung der (infolge Verkalkung sichtbaren) Epiphyse nach lateral (Abb. 14a).
- *Computertomographie:* die Epiphyse, der dritte Ventrikel und evtl. die Seitenventrikel sind nach lateral verschoben.
- *Carotisangiographie:* Die Arteria cerebri anterior und die tiefen Venen sind nach lateral verschoben.

Zeichen eines Hämatoms:
- *Computertomographie:* das frische Hämatom hat eine sehr hohe Dichte (Hyperdensität). Besteht es schon einige Tage, so ist die Dichte vermindert (Hypodensität) (Abb. 2). Die Form des epiduralen Hämatoms ist im typischen Fall bikonvex (kissenförmig).
- *Angiographie:* zwischen Schädel und Gehirn gibt es ein gefäßloses Gebiet, das dem Hämatom entspricht (Abb. 14a).

Abb. 14. a Epidurales Hämatom mit Schädelfraktur (*links*), subdurales Hämatom ▷ (*rechts*). **b** *Links oben:* normale Ventriculographie, *links unten:* normale Carotisangiographie; *rechts oben:* Hydrocephalus durch Kolliodcyste am Foramen Monroi, *rechts unten:* Carotisangiographie bei Hydrocephalus. **c** Amorphe Verkalkung eines arteriovenösen Aneurysma, **d** arteriovenöse Fistel mit frühzeitiger Anfärbung der Venen in der arteriellen Phase. **e** Pathologische Tumorgefäße; **f** späte diffuse Anfärbung eines parasagittalen Meningeoms (Blush)

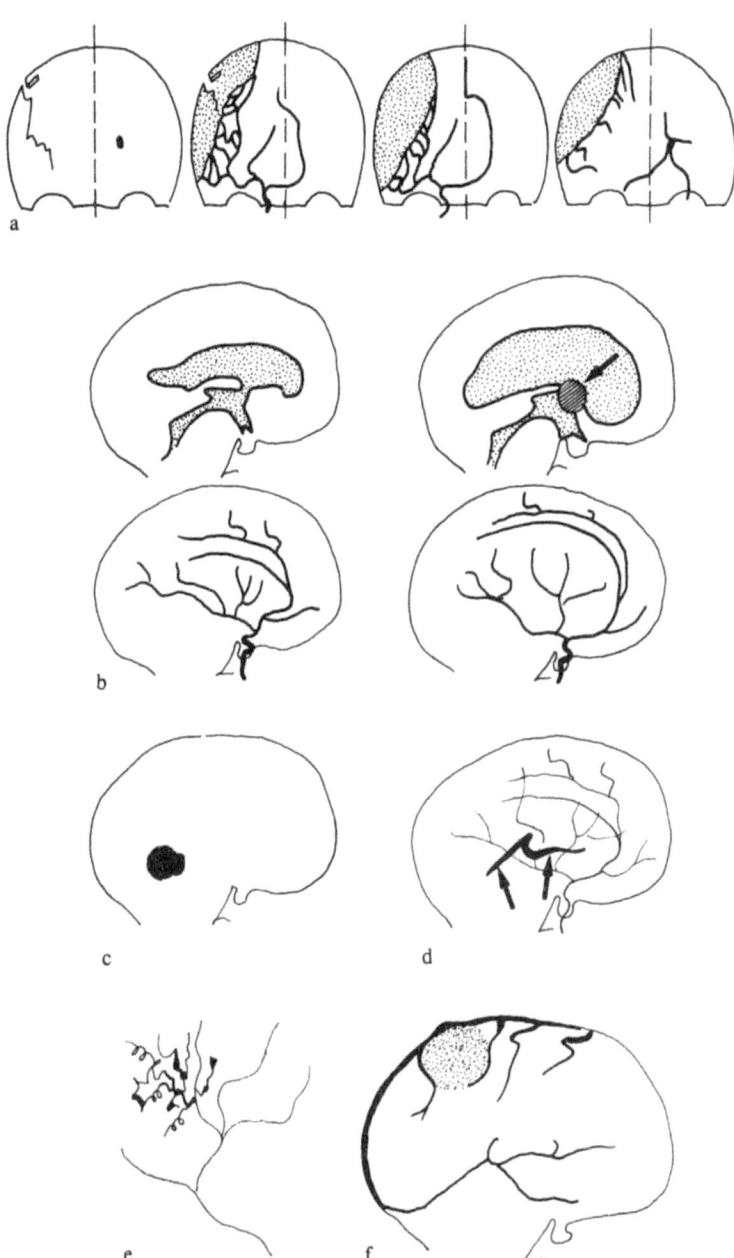

Subdurales Hämatom

Der Bluterguß befindet sich zwischen Gehirn und der inneren Seite der Dura. Es handelt sich entweder um ein frisches (posttraumatisches) oder um ein altes Hämatom (Spontanhämatom des älteren Erwachsenen). Das subdurale Hämatom der hinteren Schädelgrube ist sehr selten.

Diagnose. *Zeichen eines raumfordernden Prozesses:*
Sie sind denen des epiduralen Hämatoms sehr ähnlich (Abb. 14a).
- *Nativaufnahmen des Schädels:* keine Fraktur, Verschiebung der Epiphyse nach lateral.
- *Computertomographie:* Die Epiphyse, der dritte Ventrikel und die Seitenventrikel sind nach lateral verschoben.
- *Carotisangiographie:* Die Arteria cerebri anterior und die tiefen Venen sind nach lateral verschoben.
- *Pneumencephalographie:* Es gab in den letzten Jahren noch Fälle von atypischen spontanen subduralen Hämatomen, bei denen auf Grund eines Tumorverdachts eine Pneumencephalographie durchgeführt wurde, was bei epiduralen Hämatomen nicht der Fall war. In Zukunft werden diese Fälle durch die Computertomographie rechtzeitig erkannt werden.

Zeichen eines Hämatoms:
- *Computertomographie:* wie beim epiduralen Hämatom: hohe Dichte (frisches Hämatom), geringe Dichte (älteres Hämatom). Die Form ähnelt im typischen Fall einer Sichel.
- *Angiographie:* wie beim epiduralen Hämatom (Abb. 14a).
- *Pneumencephalographie:* apneumatischer Sektor, dem Hämatom entsprechend.

Intracerebrales Hämatom (mit oder ohne Ventrikelblutung)

Das Blut sammelt sich im Gehirnparenchym an und bildet eine Blutmasse oder ein Hämatom. Kommt es zu einem corticalen Riß, so entsteht gleichzeitig eine subarachnoidale Blutung. Besteht jedoch ein Riß der Ventrikelwand, so entsteht auch eine Ventrikelblutung.

Diagnose. *Zeichen eines raumfordernden Prozesses:*
dieselben wie im Falle eines pericerebralen Hämatoms.
Zeichen eines Hämatoms:
- *Computertomographie:* die Diagnose eines intracerebralen Hämatoms ist erst durch die Computertomographie möglich geworden. Alle anderen neuroradiologischen Untersuchungen sind weniger in-

formativ. Die Beispiele der Abb. 2 zeigen, mit welcher Leichtigkeit die Diagnose gestellt werden kann. Ist nach einigen Wochen der Bluterguß resorbiert, so findet man an Stelle der Hyperdensität eine Hypodensität.
- *Angiographie:* Das Hämatom entspricht einer gefäßlosen Zone. Die Angiographie hat den Vorteil, auch ein Aneurysma oder Angiom zu zeigen, das der Computertomographie entgehen kann.

Verschiedene Hämatome

Bei schweren craniocerebralen Hirntraumen kann es zu mehreren Hämatomen kommen, pericerebral und intracerebral, zu beiderseitigen Hämatomen mit und ohne Subarachnoidalblutung oder Ventrikelblutung.

Komplikationen (wie bei Tumoren)

- Ödem,
- Hirndrucksteigerung,
- Massenverschiebungen und Einklemmungen,
- Hydrocephalus occlusus.

Geschwülste

Die häufigen und klinisch und histologisch ganz verschiedenartigen Geschwülste sind hauptsächlich durch zwei Syndrome gekennzeichnet:
- das Syndrom einer *Hirndrucksteigerung,* das dadurch entsteht, daß sich ein raumfordernder Prozeß im nicht dehnbaren intrakraniellen Raum entwickelt;
- neurologische *Ausfälle,* die die Lokalisation der Geschwulst erlauben.
  Vom radiologischen Standpunkt aus gibt es indirekte und direkte Zeichen einer Geschwulst.

Indirekte Zeichen
1. *Knochenveränderungen* im Sinne einer allgemeinen oder lokalen Hirndrucksteigerung (S. 37) sind als indirekte Zeichen zu betrachten (Nativbild).
2. *Computertomographische indirekte Zeichen* sind Ventrikelverformung und -verlagerung. Beispiel: Ein kleiner vierter Ventrikel und die Erweiterung der Seitenwinkel ist ein indirektes Zeichen einer Liquor-

blockade im Gebiet des dritten Ventrikels (Thalamustumor) oder des Aquädukts (Aquäduktverschluß) (Abb. 2e).

3. *Angiographische indirekte Zeichen:*
– Die Erweiterung der Seitenventrikel bedingt einen ausgerollten Anteriorbogen (Arteria cerebri anterior), der in Abb. 14b dargestellt ist.
– Die im Normalfall median verlaufenden Gefäße (Arterien und Venen) sind zur Gegenseite verschoben;
– Zeichen der Einklemmung (s. u.),
– Zeichen einer regionalen Raumforderung (frontal, parietal, occipital, temporal, Kleinhirnhemisphäre oder Übergangsgebiet zwischen diesen Gehirnteilen).

4. *Pneumencephalographische und ventriculographische Zeichen:*
– Ventrikelerweiterung oberhalb einer Liquorblockade (Abb. 14b),
– „ausgeschaltetes", nicht sichtbar gewordenes Gebiet eines Ventrikels oder einer Zisterne, in welches das Kontrastmittel auf Grund der Tumorentwicklung an dieser Stelle nicht einfließen kann;
– zur Gegenseite verschobene Medianstrukturen,
– Einklemmungen (s. u.),
– regionale Raumforderung (s. u.).

Direkte Zeichen

1. Nativaufnahme des Schädels: Geschwulstverkalkung mit genügender Dichte, um auf einer Schädelaufnahme sichtbar zu werden. (Beispiel: Craniopharyngeom, Abb. 12).

2. *Computertomographie* (Abb. 17): Erhöhte oder verminderte Dichte im Vergleich zum Gehirn erlaubt es, die Geschwulst zu lokalisieren und verschiedene Details zu erkennen: homogene oder heterogene Struktur, Geschwulstkapsel, Cyste. Eine isodense Geschwulst ist im Computertomogramm nicht sichtbar; die indirekten Zeichen eines raumfordernden Prozesses werden jedoch die Aufmerksamkeit des Radiologen erwekken. Deshalb wird man in diesen Fällen die verdächtige Region nach intravenöser Gabe von einem jodhaltigen Kontrastmittel besonders kritisch untersuchen, denn ein vorher isodenser Tumor stellt sich unter anderem auf Grund seines Gefäßreichtums nun hyperdens dar (Enhancement).

3. *Angiographie:*
– Im Gebiete der Raumforderung (Geschwulst) kommt es zur Anfärbung von abnormen Gefäßen (Geschwulstgefäße) mit verändertem Kaliber, unregelmäßigen Wänden, ungeordnetem Verlauf und mit zu vielen und zu engen Windungen (schweineschwanz- oder korkenzie-

herähnlich). Diese Tumorgefäße kommen in den ersten arteriellen oder capillaren Phasen der Angiographie vor (Abb. 14e).
- Im gleichen Gebiet wird man bei bösartigen Geschwülsten (Glioblastomen, Metastasen) auch arteriovenöse Fisteln beobachten, die bereits im frühen Arteriogramm Drainagevenen erkennen lassen (Abb. 14d).
- Bei gutartigen Tumoren wie Meningeomen, seltener bei Metastasen, kommt es erst in der capillaren und venösen Phase infolge der verlangsamten Zirkulation in den Tumorgefäßen zur Anfärbung der Geschwulst. Man muß jedoch daran denken, daß dieser „Blush" oft nur einen Teil des Tumors darstellt (Abb. 14f).

4. *Pneumencephalographie und Ventriculographie:* Diese Untersuchungen kommen nur bei besonderer Indikation in Betracht und sind meistens als präoperative Maßnahmen anzusehen.
- Wir nehmen das Beispiel von S. 23, d. h. eine Erweiterung der Seitenventrikel bei kleinem vierten Ventrikel (s. Abb. 2d) als computermographisches Zeichen der Liquorblockade am dritten Ventrikel oder Aquädukt. Die Ursache (Geschwulst, Gliose) muß genau lokalisiert werden:
von unten: das lumbal eingeführte Kontrastmittel erlaubt es, den unteren (caudalen) Pol der Geschwulst zu lokalisieren (Abb. 15a);
von oben: durch eine kleine Schädeltrepanation wird transcerebral eine Nadel in den Seitenventrikel eingeführt und ein Kontrastmittel bis zum cranialen Pol der Geschwulst gebracht (Abb. 15a).
- Wir nehmen ein anderes Beispiel: die Nativaufnahmen des Schädels haben eine Erweiterung der Sella turcica gezeigt (Adenom). Röntgenographisch muß nun die Ausdehnung des Tumors über die Sella hinaus (intrakranielle Ausdehnung) dargestellt werden. Dazu wird durch ein lumbal eingeführtes Medium (Luft oder wasserlösliches Kontrastmittel) eine röntgenographische Untersuchung der Cisterna chiasmatis, die über der Sella liegt, durchgeführt (Zisternographie). Auch der vordere Teil des dritten Ventrikels (Recessus) wird genau untersucht und dabei werden die Konturen der Geschwulst genau dargestellt (Abb. 15c).
- Die computertomographische Untersuchung zeigt eine Aushöhlung im cerebralen Parenchym, wobei jedoch nicht klar ist, ob mit dem Ventrikelsystem eine Verbindung besteht. Mit Hilfe einer Kontrastmittelfüllung des Ventrikelsystems (Ventriculographie) läßt sich eine derartige Verbindung darstellen (Abb. 15d).

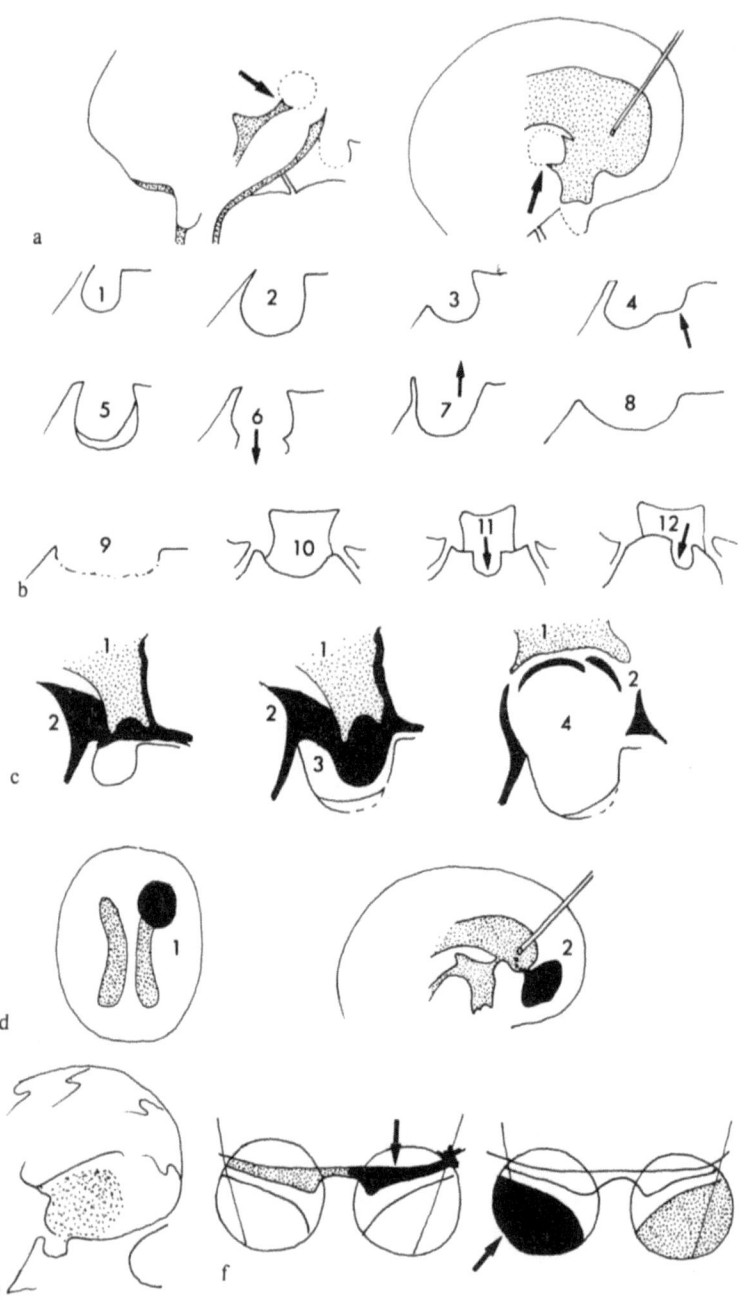

Meningeome

Sphärische Meningeome

Diese Tumoren entwickeln sich gewöhnlich auf der Hirnhaut, also an der Peripherie des Gehirns. Es gibt aber auch Meningeome, die von intraventriculären oder intracerebralen meningealen Zellrelikten ausgehen.

Nativaufnahmen des Schädels. Lücken und Verdichtungen mit Erweiterung der regionalen Gefäßfurchen (Arterien und Venen) an der Kalotte (Abb. 8h) mit oder ohne Zeichen der Hirndrucksteigerung (Abb. 6b). Selten gibt es sichtbare Spontanverkalkungen (Abb. 12).

Computertomographie. Hypodensität, Hyperdensität, Dichtezunahme nach intravenöser Infusion in beiden Fällen.

Angiographie. – zur Gegenseite verschobene mediane Gefäße,
– regionale Raumforderung,
– Tumorgefäße (Blush, Abb. 14f u. 15e).

Pneumencephalographie. Außer den verlagerten Ventrikeln und Zisternen kann man eine Luftsichel zwischen Tumor und Gehirn demonstrieren und dadurch den Beweis der extracerebralen Lokalisation des Tumors erbringen.

◁ **Abb. 15. a** Lokalisation beider Pole eines Tumors: Via Lumbalpunktion durch Luftencephalögraphie wird der untere (caudale) Tumorpol dargestellt; via Ventrikelpunktion durch Luft- oder Jodkontrast wird der obere (craniale) Tumorpol dargestellt (Ventriculographie). **b** Verschiedenartige Verformungen der Sella turcica: *1* Normalbild, *2* Ballonform der Sella mit zugespitztem Dorsum sellae (Sellarücken), *3* Amputation des Dorsum sellae, *4* Omegaform der Sella durch neugebildete Grube im Vorderteil der Sella, *5* Doppelung des Sellabodens, *6* zerstörter Sellaboden durch Einbruch des Adenoms in den Sinus sphenoidalis, *7* Ausweitung der Sella mit vergrößertem Aditus durch die craniale Extension des Adenoms, *8* schüsselförmige Sella, *9* zerstörte Sella, *10* verformter Sellaboden in frontaler Ansicht (großes Adenom), *11* mediane Grube im Sellaboden durch Arachnoidalcyste (leere Sella), *12* laterale Grube im Sellaboden durch ein Prolactinom. **c** Chiasmatische Zisterne und dritter Ventrikel bei Arachnoidalcyste und bei Adenom: *1* III. Ventrikel, *2* chiasmatische Zisterne, *3* Arachnoidocele (intrasellåres Divertikel der chiasmatischen Zisterne), *4* Hypophysenadenom. **d** Intracerebrale Höhle mit dem Frontalhorn kommunizierend: *1* CT (Computertomographie), *2* Ventriculographie. **e** Anfärbung eines Meningeoms des Tuberculum sellae in der Spätphase des Angiogramms. **f** „En-plaque"-Meningeom des kleinen Keilbeinflügels (*links*), des großen Keilbeinflügels (*rechts*)

„En-plaque"-Meningeom

Im Gegensatz zu sphärischen Meningeomen entwickeln sich die „Enplaque"-Meningeome flächen- oder teppichartig und infiltrieren die Dura und den Schädelknochen, der dadurch im Röntgenbild vergrößert und verdichtet erscheint (Hyperostose). Klassische Lokalisationen dieser Form sind die Keilbeinflügel (Abb. 15f). Die Computertomographie gibt sofort Auskunft über einen eventuellen intrakraniellen Anteil des Tumors.

Tumoren der Hirnhemisphären, regionale Expansionssyndrome und cerebrale Hernien

Ein Hirntumor erzeugt durch die direkte Schädigung am Ort seiner Ausbreitung ein neurologisches Ausfallssyndrom, aus dem man auf die Tumorlokalisation schließen kann. Bei genügender Größe der Geschwulst und bei ausgeprägtem Ödem kommt es darüberhinaus zu einem Hirndrucksteigerungssyndrom, evtl. auch zu Hernien (Einklemmungen).

Zeichen einer regionalen Raumforderung (Abb. 16)

Frontaler Tumor (Abb. 16a)
Computertomographie: Hypo- oder Hyperdensität im Frontallappen mit Kompression und Verlagerung der Vorderhörner der Seitenventrikel.
Angiographie: Lage- und Formveränderungen der Arteria cerebri anterior und der Kandelaberarterie der motorischen Windungen (Verschiebung, hängemattenartige Verformung der a. cerebriposterior Randgefäße, abnorme Gefäße, Blush, arteriovenöse Fisteln u. a.).
Pneumencephalographie und Ventriculographie: Kompression und Verlagerungen der Vorderhörner mit eventueller Blockade des Foramen Monroi.

Parietaler Tumor (Abb. 16b)
Computertomographie: Hypo- oder Hyperdensität im parietalen Lappen mit Kompression und Verlagerung des Seitenventrikelkörpers.
Angiographie: Lage- und Formveränderungen (s. o. der Endäste der Arteria cerebri anterior (Aa. pericallosae, calloso-marginales, frontales und parietales internae) und der aufsteigenden Äste der Arteria cerebri media (Aa. parietales).
Pneumencephalographie und Ventriculographie: Kompression und Verlagerung des Seitenventrikelkörpers.

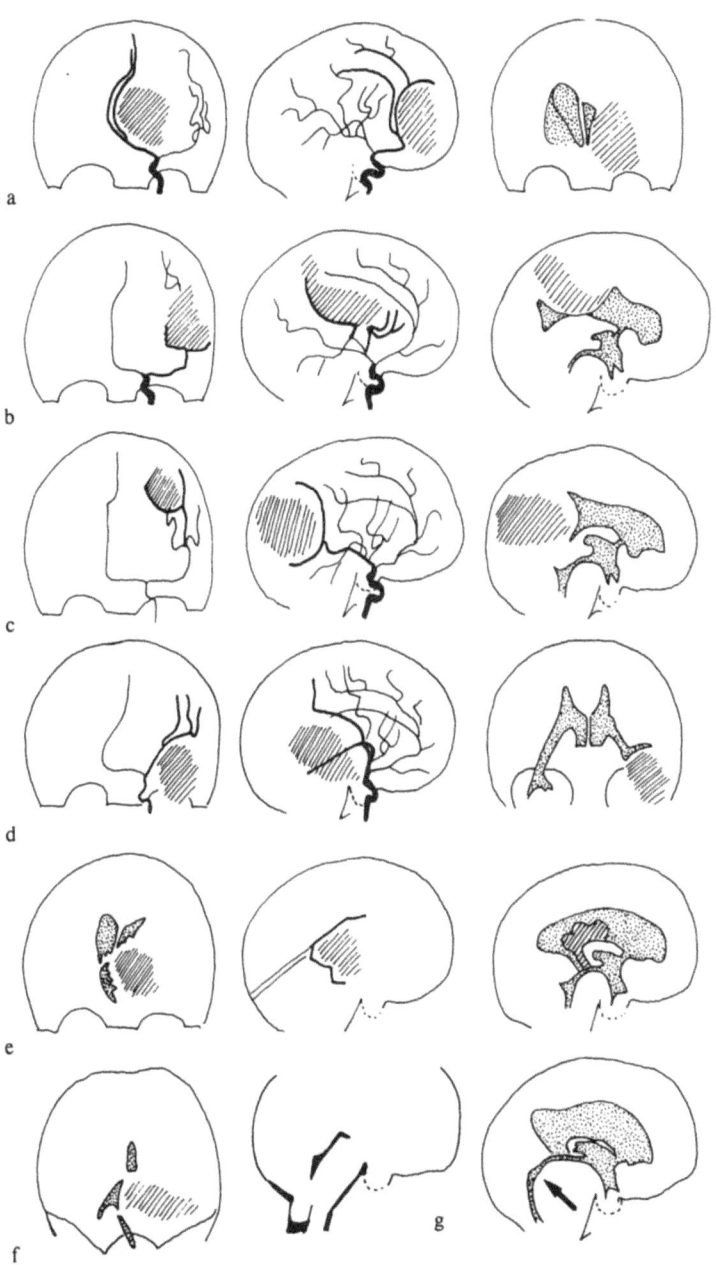

Abb. 16 a–g. Syndrome regionaler Raumforderung: **a** frontal, **b** parietal, **c** okzipital, **d** temporal, **e** Basalganglien, **f** hintere Schädelgrube links, **g** Brücke

Occipitaler Tumor (Abb. 16c)
Computertomographie: Hypo- oder Hyperdensität im occipitalen Lappen mit Kompression und Verlagerung des Trigonum und des Hinterhorns.
Angiographie: Lage- und Formveränderungen (s. o.) der Endäste der Arteria cerebri media und der Arteria cerebri posterior.
Pneumencephalographie und Ventriculographie: Kompression und Verlagerung des Trigonum und des Hinterhorns.

Temporaler Tumor (Abb. 16d)
Computertomographie: Hypo- oder Hyperdensität im Schläfenlappen mit Kompression und Verlagerung des Temporalhorns und der Sylvischen Furche.
Angiographie: Lage- und Formveränderungen (s. o.) der Hauptäste der Arteria cerebri media (parietale und temporale Äste) und der Arteria cerebri posterior.
Pneumencephalographie und Ventriculographie: Kompression und Verlagerung des Temporalhorns und der Cisterna Sylvii.

Tiefliegender Tumor im Gebiet des dritten Ventrikels
Computertomographie: Hypo- oder Hyperdensität (s. o.) im Gebiet der Basalganglien (Abb. 16e) mit Kompression und Verlagerung des dritten Ventrikels und der Cisterna Sylvii.
Angiographie: Lage- und Formveränderungen hauptsächlich der Venen (Vena cerebri interna, basalis und Nebenvenen) und im Gebiet der Stammganglienarterien und choroidalen Arterien, d. h. der Äste der Arteria cerebri anterior, media und posterior.
Pneumencephalographie und Ventriculographie: Kompression und Verlagerung des dritten Ventrikels und der Zisternen dieser Region (Cisterna chiasmatis und ihre Ausläufer).

Hernien oder Einklemmungen

Eine große supratentorielle Geschwulst oder ein großes tumorbedingtes Ödem führen zu einer so massiven Raumforderung, daß Hernien entstehen können. Dabei wird der Inhalt einer Schädelgrube in die benachbarte Schädelgrube oder vom supratentoriellen in den infratentoriellen Raum (z. B. bei Temporalhernie) verlagert.

Laterale Einklemmung oder Seitenverschiebung. Die raumfordernde Hemisphäre gleitet unter die Falx und nimmt einen Teil des kontralateralen Schädelinneren ein (Abb. 18a).

Temporale Einklemmung oder Temporalhernie. Der raumfordernde Temporallappen wird durch die Incisura tentorii in die hintere Schädelgrube getrieben. Dadurch kommt es zu schwerwiegenden Kompressionen des Hirnstammes (s. Abb. 18b).

Tonsilleneinklemmung. Durch die Hirndrucksteigerung wird der untere Pol des Kleinhirns mit den Tonsillen in das Foramen magnum und in den oberen cervicalen Wirbelkanal verlagert und dadurch eine lebensbedrohliche Kompression der Medulla oblongata heraufbeschworen (s. Abb. 18c).

Hirnstammtumoren

Diese Geschwülste kommen überwiegend bei Jugendlichen (Gliome, seltener bei Erwachsenen vor (Metastasen). Sie führen im Aquädukt zu einer Liquorblockade und infolge des Liquorstaus zu einer progressiven Erweiterung der Seitenventrikel.
- *Computertomographie:* Die Hypo- oder Hyperdensität am Hirnstamm ist mehr oder weniger ausgeprägt und leicht zu demonstrieren.
- *Angiographie:* Indirekte Zeichen sind diskret, direkte Zeichen sehr selten. Sie kommen im Gebiete der Arteria cerebri posterior vor.
- *Pneumencephalographie und Ventriculographie:* Die Raumforderung im Hirnstamm ist sehr leicht zu erkennen: angehobener, ausgerollter Aquädukt, verengte oder ausgeschlossene Cisternae praepontis und interpeduncularis (Abb. 16g).

Kleinhirntumoren

Die Hirnstammtumoren (s. o.) entwickeln sich oft supra- und infratentoriell. Die Kleinhirntumoren hingegen sind auf die hintere Schädelgrube beschränkt: Neurinome, Gliome, Medulloblastome und Ependymome, die in vier topographische Gruppen eingeteilt werden können.

1. Tumoren des vierten Ventrikels. Sie lassen sich sehr leicht im Computertomogramm (Abb. 17) oder im Pneumencephalogramm erkennen (Abb. 16f).

2. Wurmtumoren. Sie sind median gelegen und greifen ein- oder beidseitig auf die Kleinhirnhemisphären über. Sie erzeugen auch Veränderungen am vierten Ventrikel, die sich im Computertomogramm, Pneumencephalogramm und Ventriculogramm deutlich darstellen. Angiographisch sind Wurmtumoren schwierig zu erfassen.

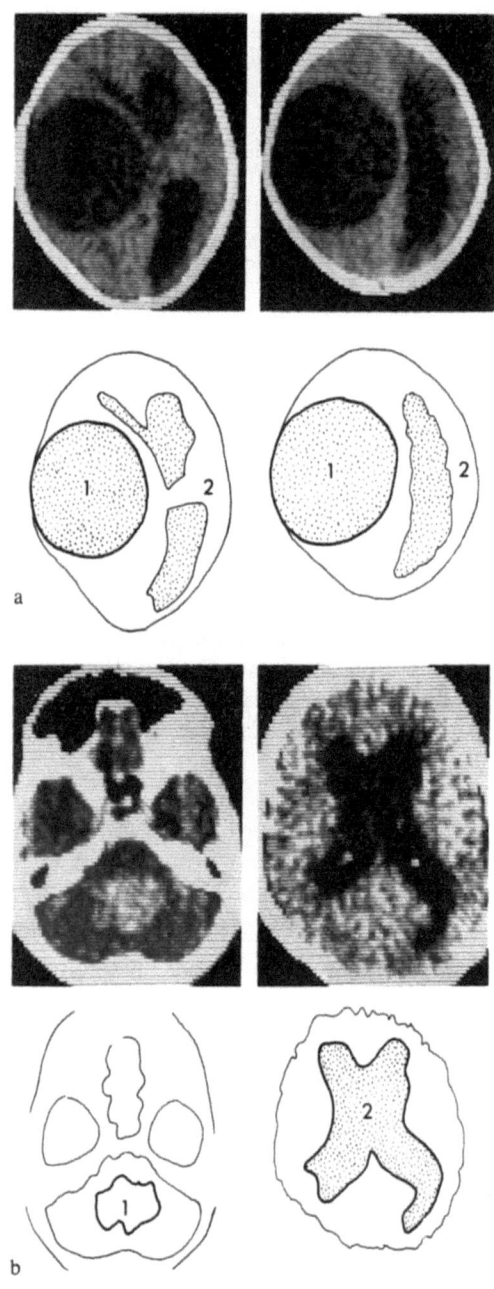

Abb. 17. a CT einer Cyste bei Echinokokkose: *1* Cyste, *2* verlagertes Ventrikelsystem; **b** CT eines Papilloms des vierten Ventrikels: *1* hyperdense Raumforderung nach Infusion von jodiertem Kontrastmittel, *2* erweitertes supratentorielles Ventrikelsystem

3. Tumoren der Kleinhirnhemisphären. Sie verlagern den vierten Ventrikel auf die Gegenseite (Computertomographie, Pneumencephalographie und Ventriculographie).

4. Kleinhirnbrückenwinkeltumoren. Die klassische Geschwulst ist hier das Acusticusneurinom (s. u.).

Es soll noch einmal darauf hingewiesen werden, daß die infratentoriellen Tumoren wegen der geringen Ausdehnung der hinteren Schädelgrube schnell zu zwei Komplikationen führen:

1. *Verlagerung, Kompression und Knickung des Aquädukts* mit Erweiterung der Seitenventrikel. Diese Erweiterung führt im Schädelnativbild zu Zeichen einer Hirndrucksteigerung und läßt im Computertomogramm erweiterte Seitenventrikel mit kleinem vierten Ventrikel erkennen.

2. *Tonsilleneinklemmung,* die besonders gut im Pneumencephalogramm erscheint (mit Vorsicht werden nur einige ccm Luft durch eine Lumbalnadel eingebracht).

Intraventriculäre Geschwülste

Es sind dies Ependymome, Papillome oder Meningeome, die ein großes Volumen erreichen können, weil der Ventrikelraum dazu genug Platz bietet (die Raumforderung bleibt asymptomatisch, solange sie sich auf den ventriculären Raum beschränkt). Diese Geschwülste verstopfen und blockieren die Liquorwege sowohl im interventriculären (Foramen *Monroi* oder Aquädukt) als auch im ventriculo-cisternalen Bereich (Foramen *Magendii*). Bei Blockade eines Foramen *Monroi* kommt es zum monoventriculären Hydrocephalus (Erweiterung eines Seitenventrikels, Abb. 14b u. 15a).

Diese Ventrikelerweiterung wird sehr gut im Computertomogramm dargestellt. Auch die Geschwulst selbst wird innerhalb des Ventrikelraums durch ihre unterschiedliche Dichte gut abgebildet (Abb. 17 u. 20). Durch Liquorblockade am Aquädukt wird eine Geschwulst des dritten Ventrikels auch zur fortschreitenden Erweiterung beider Seitenventrikel führen. Ein Tumor des vierten Ventrikels kann durch Blockade des Foramen *Magendii* zu einer tetraventriculären Erweiterung führen (Abb. 17).

Alle intraventriculären Geschwülste werden durch die Computertomographie abgeklärt. Vor einem chirurgischen Eingriff werden die Pole und Umrisse der Geschwulst durch Encephalographie und Ventriculographie genauer untersucht. Sollten Zweifel über eine mögliche Gefäßmißbildung oder eine stark vascularisierte Geschwulst bestehen, so wird auch noch präoperativ eine Angiographie durchgeführt.

Hypophysengeschwülste

Wir haben diese Tumoren bereits erwähnt im Rahmen der Röntgenuntersuchung eines Patienten mit hypophyso-hypothalamischer Endokrinopathie (S. 25).
– Die *eosinophilen* und *chromophoben* Adenome machen Sellaveränderungen, die über die Ausdehnung des Tumors Aufschluß geben (nach oben, vorne, unten oder hinten, s. Abb. 15b).
– Die *eosinophilen Adenome* (Akromegalie) sind außerdem durch spezifische Knochenveränderungen gekennzeichnet, die in Abb. 5 schematisiert sind: Hypertrophie des Unterkiefers, des Tuberculum sellae und der Endphalangen.
– Das *Prolactinom*, eine Sonderform der chromophoben Adenome, erzeugt eine Ausbuchtung des Sellabodens, die meistens im vorderen und lateralen Teil liegt.
– Die „*leere Sella (empty sella)*" ist oft unspezifisch excaviert.
– Die *Craniopharyngeome* führen neben Sellaveränderungen auch zu Verkalkungen (Abb. 12).

Schichtaufnahmen der Sella erlauben es, anhand der Knochenveränderungen die Ausdehnung des Tumors nach vorne sowie nach hinten und unten abzuschätzen. Bei suprasellärem Tumorwachstum hingegen kann auf Grund der Knochenveränderungen allein nur eine ungenügende Aussage über die Ausdehnung des Tumors gemacht werden. Hier muß man zur chiasmatischen Zisternographie greifen (Abb. 15), während die Angiographie in diesen Fällen kaum indiziert ist.

Tumoren des Kleinhirnbrückenwinkels

Der typische Tumor dieser Region ist das Acusticusneurinom. Meningeome, Epidermoide und Abscesse kommen differentialdiagnostisch in Frage.

Röntgenographie des Felsenbeins. Es wird besonders auf den inneren Gehörgang und die Felsenbeinspitze geachtet und nach Entkalkung, Zerstörung, Verdichtung der Knochen und nach Erweiterung des inneren Gehörgangs gefahndet (Abb. 6c).

Computertomographie. Die Meningeome kommen leicht zur Darstellung, weil sie das intravenös injizierte jodhaltige Kontrastmittel gut aufnehmen. Neurinome und Epidermoide nehmen weniger Kontrastmittel auf.

Vertebralisangiographie. Verlagerungen und Kapselgefäße gibt es im Gebiete der Arteriae cerebelli inferior, anterior und cerebelli superior.

Zisternographie mit Luft oder positiven Kontrastmitteln. Die Zisternographie ist sehr zuverlässig (Abb. 18d) zur Demonstration eines raumfordernden Prozesses im Kleinhirnbrückenwinkel. Außer diesen eigentlichen Kleinhirnbrückenwinkeltumoren mit ihren spezifischen Röntgenzeichen kann man ausgedehntere Tumoren beobachten, die wie Tumoren der hinteren Schädelgrube mit Hirndrucksteigerung, Tonsilleneinklemmung und Verlagerung des vierten Ventrikels einhergehen. Die pontocerebellare Zisternographie mit Luft oder positivem Kontrastmittel hat den großen Vorteil, den intracisternalen Teil des Tumors mit Sicherheit zu umschreiben. Intracanaliculäre kleinere Tumoren können mit Hilfe der positiven Zisternographie dargestellt werden, indem man ein Kontrastmittel vom lumbalen Subarachnoidalraum her in den inneren Gehörgang leitet, um den Tumor abzugrenzen.

Opticusgliome

Röntgenographisch soll der intraorbitale, der intracanaliculäre und der intracerebrale Teil des Tumors gezeigt werden.

1. Intraorbitaler Teil

Mit der Computertomographie läßt sich dieser Abschnitt gut darstellen. Differentialdiagnostisch kann man die Phlebographie der Orbita durchführen (Kontrastmittelinjektion in eine frontale Vene), welche die venöse Versorgung des Tumors aufdeckt und auch einen eventuellen intrakraniellen Geschwulstausläufer im Bereich des Sinus cavernosus darstellt.

2. Intracanaliculärer Teil

Ein raumfordernder Prozeß im Opticuskanal läßt sich im Nativbild an zwei Veränderungen erkennen: Dilatation des Opticuskanals, Omegaform der Sella (Abb. 18e).

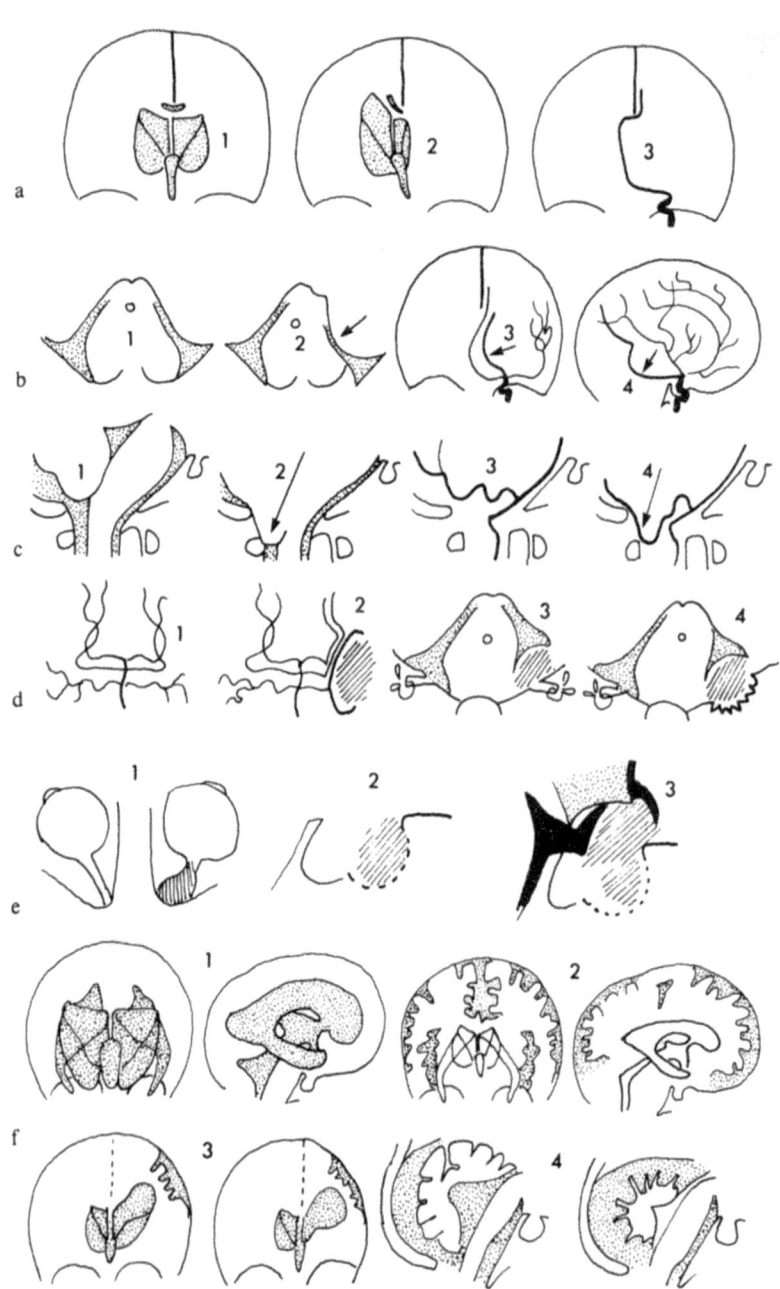

82

3. Intrakranieller Teil

Mit der Computertomographie und der opticochiasmatischen Zisternographie läßt sich die Ausdehnung des intrakraniellen Teils ermitteln (Abb. 15c), der sich als raumfordernder Prozeß im vorderen Teil der Zisterne darstellt (Abb. 18e). Es wird daran erinnert, daß die Orbitaphlebographie die Beziehungen des Tumors zum Sinus cavernosus gut demonstriert.

Gehirnatrophien

Vom radiologischen Standpunkt aus handelt es sich um eine Reduktion des Gehirnvolumens. Man unterscheidet verschiedene Formen (Abb. 18f):

Subcorticale Atrophien

Sie bewirken eine „passive" Erweiterung des Ventrikelsystems, während Zisternen und Sulci ihre normale Weite behalten. Bei diffuser subcorticaler Atrophie kommt es zur Ausweitung des gesamten Ventrikelsystems, bei lokalisierter subcorticaler Atrophie zur segmentalen Ventrikelerweiterung. Tiefe subcorticale Atrophien bewirken Erweiterun-

---

◁ **Abb. 18. a** Laterale Einklemmung: *1* normales Ventrikelbild (Luftencephalographie oder Ventriculographie), *2* laterale Einklemmung (Ventrikelbild), *3* laterale Einklemmung (Angiographie). **b** Temporale Einklemmung (Temporallappenhernie): *1* normale Zisternen des Hirnstammes (Luftencephalographie), *2* deformierte Zisternen durch die Raumforderung des Temporallappens (Hernie), *3* u. *4* Hängematten-Zeichen an der Arteria cerebri posterior bei Raumforderung im Temporallappen (Hernie). **c** Tonsilleneinklemmung: *1* normale Tonsillen (Luftencephalographie), *2* Tonsilleneinklemmung (Luftencephalographie); *3* normale Arteria cerebelli inferior posterior (Vertebralisangiographie), *4* Tonsilleneinklemmung (Vertebralisangiographie). **d** Kleinhirnbrückenwinkeltumor: *1* normale Vertebralisangiographie (frontal), *2* Arterienverschiebung bei Raumforderung im Kleinhirnbrückenwinkel, *3* verlagerte und verformte Zisterne bei extrameatalem Neurinom (ohne Knochenveränderung), *4* verlagerte und verformte Zisterne mit Knochenveränderungen bei intrameatalem Neurinom. **e** Computertomographie bei Opticusgliom (*1*), opticochiasmatisches Gliom mit Omega-Verformung der Sella (*2*); intrakranieller Teil eines opticochiasmatischen Glioms (*3*). **f** Hirnatrophie (Luftencephalographie): *1* diffuse subcorticale Atrophie (Ventrikelerweiterung), *2* diffuse corticale Atrophie (Erweiterung der Furchen und der Hirnwindungen), *3* cortico-subcorticale Atrophie in der motorischen Gehirnrinde, *4* Kleinhirnatrophie – subcortical (*links*), – cortical (*rechts*)

gen des dritten Ventrikels. Bei Hirnstammatrophie findet man Erweiterungen des Aquäduktes und des vierten Ventrikels.

Corticale Atrophien

Im Gegensatz zu den vorhergehenden erweitern die corticalen Atrophien die Sulci, Incisurae und Zisternen der Gehirnrinde, während die Ventrikel ihre normale Größe behalten.

Cortico-subcorticale Atrophien

Diese haben die Merkmale der beiden anderen Formen. Röntgendiagnostisch kommt in erster Linie die Computertomographie in Frage. Wir haben bereits gezeigt, wie gut sich die Ventrikel mit dieser Technik darstellen lassen (Abb. 17). Nur in Sonderfällen wird man zur Pneumencephalographie greifen zur Lösung von Problemen, die sich im Einzelfall aus der Gegenüberstellung von Klinik und Computertomographie ergeben.

Solange die bisherigen Computertomographien im Bereich der hinteren Schädelgrube noch nicht vollständig zufriedenstellende Informationen liefern, wird die Pneumencephalographie bei Verdacht auf Atrophie der Medulla oblongata, des Kleinhirnwurms und der Kleinhirnhemisphären weiter ihren Stellenwert behalten.

Die Ätiologie einer Gehirnatrophie ist oft schwierig zu erkennen, einige Röntgeninformationen können jedoch als Hinweise verwendet werden:
- Bei *einseitiger Atrophie* mit unterentwickeltem Schädel darf man auf perinatalen Ursprung schließen.
- Bei *lokaler Atrophie* mit Verkalkungen kommen folgende Gehirnprozesse in Frage: verkalktes Hämatom, Neuroangiomatose Sturge-Weber, tuberkulöse Encephalitis, Toxoplasmose.
- *Die Atrophie ist mit Aushöhlungen vergesellschaftet:* Porencephalie, Überbleibsel eines Hirninfarktes oder einer traumatischen Läsion?
- Die Atrophie befällt das Gebiet einer *Arterienversorgung* (Gebiet der Arteria cerebri anterior, media oder posterior auf einer Seite): Atrophie durch arterielle Thrombose?
- Bei subcorticaler diffuser Atrophie besteht eine ungenügende Darstellung der Furchen im corticalen Mantel oder sogar eine fehlende Darstellung der Basalzisternen: „*Normal pressure hydrocephalus*"?

Diese Bemerkungen zeigen, wie genau die Röntgenanalyse sein muß, um Anspruch auf einen Stellenwert in der Diskussion erheben zu können. Die Ausrichtung der Diskussion zwischen dem Radiologen und dem Kliniker hängt hauptsächlich von der Anzahl und der Qualität der Röntgeninformationen ab.

Gefäßmißbildungen

Sie sind der Ursprung von:
- Subarachnoidalblutungen (arterielle Aneurysmen),
- intracerebralen Hämatomen mit corticaler Ruptur und Subarachnoidalblutung oder tiefer Ventrikelblutung,
- Blutumleitung (arteriovenöse Aneurysmen),
- Ischämie (arterielle und arteriovenöse Aneurysmen),
- arterielle Stenosen und Thrombosen (Mega- und Dolichoarterien).

Die carotidocavernöse Fistel (Abb. 2) ist ein Sonderfall, der durch einen congenitalen Wanddefekt der Carotis zustande kommen kann, dessen Ruptur man jedoch gewöhnlich auf ein Trauma zurückführt.

1. Arterielle Aneurysmen (Abb. 19a)

Diese Erweiterungen oder Ektasien der Arterienwand haben ganz unterschiedliche Formen und Größen. Derartige Fehlbildungen können auf der Nativaufnahme des Schädels (Verkalkungen) oder durch Computertomographie (großes Aneurysma) vermutet werden. Sie müssen aber durch Angiographie genauer abgeklärt werden. Die Angiotomographie (Tomographie während einer Kontrastmittelinjektion) ist besonders wertvoll, denn dabei gibt es keine Strukturüberlagerung (wie die photographische Subtraktion). Wegen der häufigen Lokalisation dieser Aneurysmen am Circulus *Willisii* wird die Carotisangiographie als erste Untersuchung bevorzugt. Man wird jedoch zur systematischen Angiographie aller Gehirngefäße greifen (beide Carotiden und mindestens eine Vertebralis), sobald der Verdacht auf eine Gefäßmißbildung besteht. Kurz sei daran erinnert, daß diese Blutungen (subarachnoidal oder cerebral) Ischämien erzeugen durch segmentäre Spasmen und Thrombosen.

Mikroaneurysmen. Mikroskopisch kleine Wanddefekte der Arterien führen zu Rupturen mit Blutung. Diese Defekte können angiographisch nicht erfaßt werden. Sie lassen sich jedoch dann vermuten, wenn nach einer Subarachnoidalblutung ein Gefäßabschnitt spastisch ist, in dem häufig Aneurysmen vorkommen (*Circulus Willisii*).

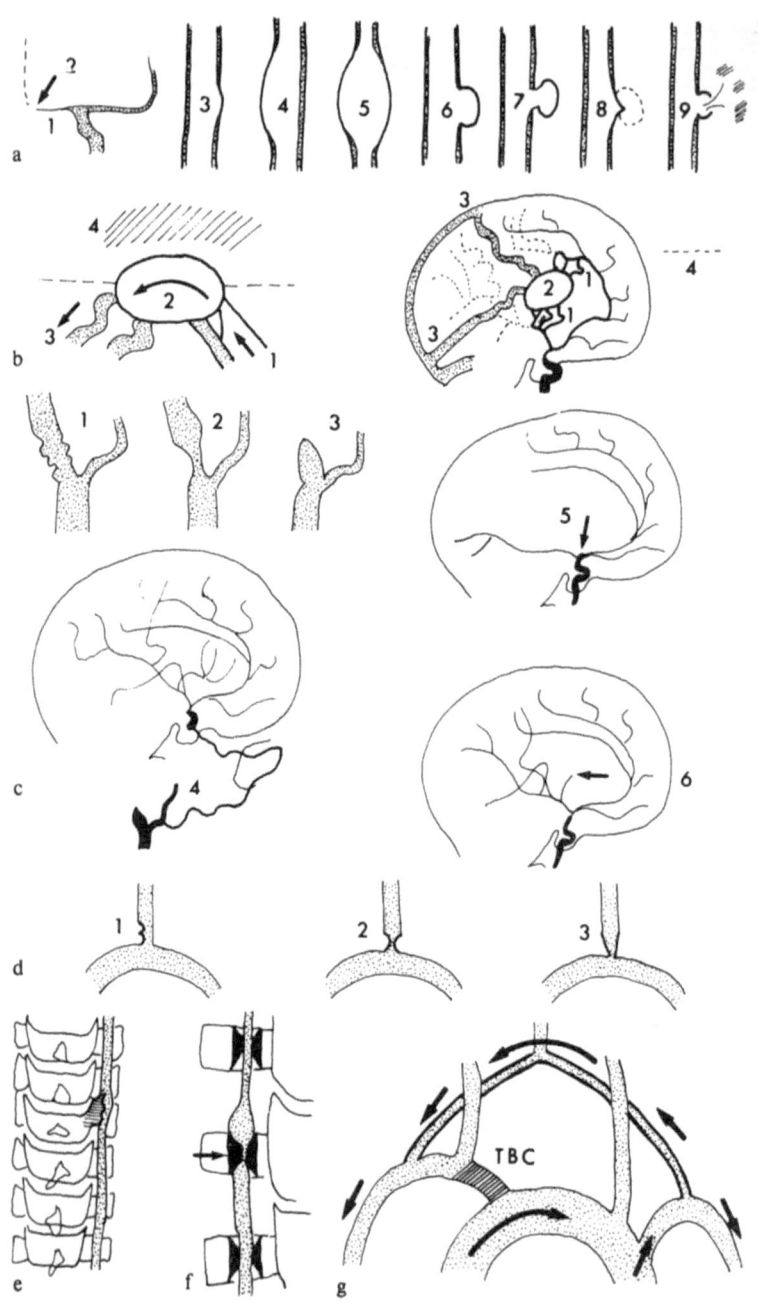

Minianeurysmen. Es handelt sich hier um kleine Aneurysmen, deren optimale tangentiale Darstellung die direkte Vergrößerungsangiographie erforderlich macht.

Fusiforme Aneurysmen. Es sind dies axiale oder laterale Erweiterungen der Arterienwand.

Sackförmige Aneurysmen. Die Erweiterung ist sackförmig oder knospenartig an der Arterienwand angelegt.

Sackförmige Aneurysmen mit einem engen Verbindungssegment zur Arterienwand (Aneurysmen mit Hals). Man wird versuchen, den Aneurysmenhals so gut wie möglich in tangentialer Projektion darzustellen.

Bei Patienten mit arteriellen Aneurysmen findet man angiographisch häufig folgende Komplikationen:
- Ein segmentaler *Spasmus* vor dem Aneurysma ist oft das Resultat einer frischen Subarachnoidalblutung, also einer Wandruptur des Aneurysmas. Dieser Spasmus hat zwei wichtige Folgen:
er bewirkt eine Ischämie in seinem arteriellen Versorgungsgebiet;
er verbirgt das mögliche Aneurysma, indem er die Kontrastmittelzufuhr vermindert oder sogar den Aneurysmenhals spastisch verschließt.
- Eine *Thrombose* des Aneurysmas, welche die Aneurysmaanfärbung verhindert. Man kann in diesen Fällen eine kleine strahlendichte Ausziehung der Arterienwand sehen.

◁ **Abb. 19.a** Arterielle Aneurysmen: Spasmus (*1*) im Segment vor dem Aneurysma (*2*); Wanddysplasie oder Minianeurysma (*3*); fusiformes Aneurysma (*4* u. *5*); sackförmiges Aneurysma ohne Hals (*6*), mit Hals (*7*); thrombosiertes Aneurysma (*8*); Aneurysmaruptur (*9*). **b** Arteriovenöse Aneurysmen: *1* arterielle Afferenz, *2* arteriovenöse Fisteln (Angiom), *3* venöse Ableitung, *4* ausgespartes Gebiet durch Blutumleitung. **c** Arterienthrombose (Ursprung der Carotis interna): *1* unregelmäßige Arterienwand, *2* Arterienstenose, *3* Arterienverschluß, *4* Revascularisation der Carotis interna durch die Carotis externa via Arteria ophthalmica im Gegenstrom; *5* Thrombose am Ursprung der Arteria cerebri media, *6* Thrombose der Arteria Egas Moniz (Kandelaber-Arterie). **d** Stenose am Ursprung der Arteria vertebralis aus der Arteria subclavia (Ostiumstenose): *1* laterale, *2* zirkuläre, *3* conusförmige. **4** Kompression der Arteria vertebralis im cervicalen Bereich durch eine Uncarthrose; **f** Kompression der Arteria vertebralis im cervicalen Bereich durch Einengungen der Foramina transversaria (Erweiterung der Arterie oberhalb der Stenose). **g** Blutumleitung beim Subclavian-Steal-Syndrom. Das Blut fließt aus der linken Vertebralis im Gegenstrom in die rechte, um den rechten Arm zu versorgen. Es besteht nämlich in diesem Falle eine Thrombose des Truncus brachiocephalicus (*TBC*), so daß der rechte Arm nicht versorgt wird. Auch für die Carotis gibt es derartige Umleitungen

– Ein *Extravasat* des Kontrastmittels (selten), das die Ruptur und die Blutung beweist.

2. Arteriovenöse Aneurysmen (Abb. 19b)

Bei diesen Fehlbildungen besteht eine direkte Verbindung zwischen den Arterien und Venen ohne Zwischenschaltung eines Kapillarsystems. Es kommt dabei zur pathogenen Blutumleitung mit konsekutiver Durchblutungsverminderung in einem anderen Hirnareal. Mit fortschreitendem Alter werden die klinischen Effekte der Minderdurchblutung immer größer, so daß die Komplikationen in der zweiten Hälfte des Lebens auftreten (Atherom, Hypertonie).

Selten sind arteriovenöse Aneurysmen (auch Angiome genannt) schon im Nativbild durch Verkalkungen sichtbar. Weniger selten können die Angiome nach intravenöser Perfusion im Computertomogramm erscheinen. Eine genaue Diagnose mit guter Kenntnis der Hämodynamik der Fehlbildung ist nur durch die Angiographie möglich. Die meisten arteriovenösen Fisteln haben mehrere Versorgungsarterien (Carotis und Vertebralis, homo- und kontralateral) und mehrere Ablaufsysteme.

Die Angiographie muß in jedem Fall die drei Hauptteile einer solchen Fehlbildung darstellen:
– *Die arteriellen Ernährungsäste.* Die normalen Versorgungsgebiete dieser arteriellen Äste sind dabei unzureichend durchblutet, wodurch klinische Ausfallsymptome entstehen.
– *Das Angiom selbst,* das aus fehlgebildeten Gefäßen besteht, die die Arterien mit den Venen verbinden. Dieser Teil kann sehr klein, aber auch sehr groß sein.
– *Die Abflußvenen,* die mit fortschreitendem Alter des Patienten immer größer werden (Abflußvaricen), weil wie bei allen Varicen die Wandhypotonie immer größer wird.

3. Mega- und Dolichoarterien

Megaarterien haben einen zu großen Durchmesser. Dolichoarterien sind zu lang. Megadolichoarterien besitzen beide Fehlbildungen. In diesen fehlgebildeten Arterien ist der Fluß verlangsamt, so daß die Thrombosegefahr größer ist als in normalen Arterien.

4. Congenitale Arterienstenosen

Das verringerte Kaliber einer Arterie (am Ursprung oder im Verlauf) erzeugt eine reduzierte Blutversorgung und ischämische Komplikationen. Eine Sonderform der congenitalen Stenose, auch Moya-Moya-Syndrom genannt, ist die beim Kind sich schnell entwickelnde beidseitige Stenose am Carotissiphon mit multiplen collateralen Anastomosen, deren feine Gefäße im Angiogramm als rauchähnliche Anfärbung sichtbar werden.

Stenosen und Thrombosen

Arterielle Stenosen und Thrombosen

Die *Thrombose* oder der Verschluß einer Arterie ist das Resultat einer progressiven Verengung durch ein ulceriertes Atherom, auf dem sich ein Thrombus entwickelt. Je nach dem Stadium dieses Prozesses kommt es zu verschiedenen angiographischen Bildern (Abb. 19c). Die klinischen Ausfälle, die die Patienten zur Angiographie führen, sind sehr verschieden: Bewußtseinsstörungen, Epilepsie, Sehstörungen, Schwindelanfälle, Ohrensausen, Hemiparesen, Stürze (drop attacks) durch akute Schwäche der Beine, transitorische und definitive Hemiplegien usw.. Die Stenosen und Thrombosen sind bevorzugt in bestimmten Segmenten lokalisiert, so daß die angiographische Untersuchung dieser Segmente mit Hilfe von Vergrößerung und Subtraktion besonders intensiv und gezielt durchgeführt werden muß.

Stenose und Thrombose der cervicalen Carotis interna (Abb. 19c)

Der Verschluß kommt besonders am Ursprung der Carotis interna vor nach einer lange bestehenden progressiven Stenose, die durch klinische Zeichen einer Durchblutungsinsuffizienz im Carotisgebiet gekennzeichnet ist. Auch ein Geräusch kann an der Carotis selbst gehört werden. Die cervicale Carotisthrombose ist häufig und wird auch gut toleriert dank eines funktionell ausreichenden Collateralkreislaufs im Circulus Willisii (Arteriae communicantes anteriores und posteriores) und aus der homolateralen Carotis externa über die Arteria ophthalmica im Gegenstrom (Anastomosen zwischen den Ästen der Carotis externa und der Ophthalmica).

Auch seltene Tumoren im Cervicalbereich (Lymphknoten- und Glomustumoren) können zum Verschluß der Carotis interna durch direkte Kompression führen.

Stenose und Thrombose des Carotissiphons

Die Stenose und Thrombose des Carotissiphons führen zum Verschluß und nur selten zu ausreichender Revascularisation durch den Ramus communicans anterior. Die Siphonthrombose ist prognostisch wegen der thrombosierten kleinen Äste, die zum Diencephalon ziehen, besonders ernst.

Stenose und Thrombose der Arteria cerebri media

Bei Thrombosierung eines collateralen Astes der Arterie kommt es nur zu geringen neurologischen Ausfällen mit recht guter Prognose. Bei Thrombose des Ursprungssegmentes der Media (Abb. 19c) kommt es zu schwerwiegenden Ausfällen der temporalen Funktionen und neurovegetativen Regulationen des Diencephalon (tiefe Äste der Arteria cerebri media).

Stenose und Thrombose der Arteria cerebri anterior

Bei distalem Verschluß sind die Ausfälle nicht so schwerwiegend (Hemiparese überwiegend am Bein). Bei Thrombose des Ursprungssegmentes gibt es eine Ischämie im Diencephalon, die die Prognose verschlechtert.

Stenose und Thrombose der Arteria cerebri posterior

Hier geht die distale Thrombose ebenfalls mit kleineren neurologischen Ausfällen einher (Hemianopsie), während die Thrombose des Ursprungssegmentes ernstere Ausfälle mit sich bringt (Diencephalon).

Stenose und Thrombose der Arteria basilaris

Durchblutungsstörungen im vertebrobasilaren Gebiet sind hauptsächlich die Folgen von Atheromen. Der thrombotische Verschluß der Arteria basilaris ist gewöhnlich tödlich. Trotzdem kann in besonderen Fällen eine kräftige Revascularisation durch die Persistenz eines großen Ramus communicans posterior entstehen, der im Normalfall beim Erwachsenen wenig entwickelt ist.

Stenose und Thrombose der Arteria vertebralis

Diese lebenswichtige Arterie kann an verschiedenen Stellen thrombosiert sein:

Stenose am Ostium. Diese häufige Lokalisation führt sehr leicht zu einem thrombotischen Verschluß, der als Folge eines Atheroms der Arteria subclavia anzusehen ist und drei klassische angiographische Bilder zeigt (Abb. 19d).

Stenose durch vertebrodiscale Kompression. Außer den Infektionen und den Tumoren (Spondylodiscitis und Metastasen) kennen wir zwei andere Kompressionsursachen der Arteria vertebralis im cervicalen Abschnitt:

1. *die Uncarthrose*, die die Arterie verschiebt und durch chronische Kompressionen zu Wandschäden, d. h. ebenfalls zum Atherom, mit progressiver Stenose führt (Abb. 19e).
2. *Die Stenose des Foramen transversarium*, die zur Strangulation der Arteria vertebralis führt (Abb. 19f).

Stenosen und Thrombosen der Äste des Aortabogens mit Blutumleitungen

Wie bereits erwähnt, kommt es im intrakraniellen Raum zu Blutumleitungen durch arteriovenöse Aneurysmen und Fisteln. Blutumleitungen können auch durch Thrombosen an Ästen des Aortenbogens vorkommen, wobei man mehrere Formen unterscheidet. Hier wird einer der typischen Fälle illustriert: das sogenannte *Subclavian-Steal-Syndrom*, dessen Mechanismus leicht aus dem Schema der Abb. 19g hervorgeht. Statt in das Gehirn zu fließen, wird das Blut der linken Arteria vertebralis im Gegenstrom in die rechte Arteria vertebralis geleitet, um den Oberarm zu versorgen. Diese Umleitung ist besonders intensiv, wenn der Oberarm aktiv ist. Dadurch entsteht eine transitorische Ischämie der hinteren Schädelgrube mit Symptomen der vertebrobasilaren Insuffizienz.

Computertomographie

Stenosen und Thrombosen führen zu Durchblutungsstörungen, die zunächst funktionell bleiben. In dieser Phase gibt es keine Dichteunterschiede im Computertomogramm. Später kommt es zu Infarkten, die durch die Computertomographie erkannt, lokalisiert und im weiteren Verlauf beobachtet werden können.

Venenthrombosen

Sie sind weitaus seltener als die arteriellen Thrombosen und entstehen als Komplikationen von Infektionen: purulente Hirnhautentzündung und Mastoiditis. Nur durch die Angiographie kann die eindeutige Diagnose einer Venenunterbrechung gestellt werden, sei es direkt in einzelnen Venen oder indirekt durch Nachweis gefäßarmer Bezirke des Gehirns. Gelegentlich kann man den Thrombus in einem venösen Sinus

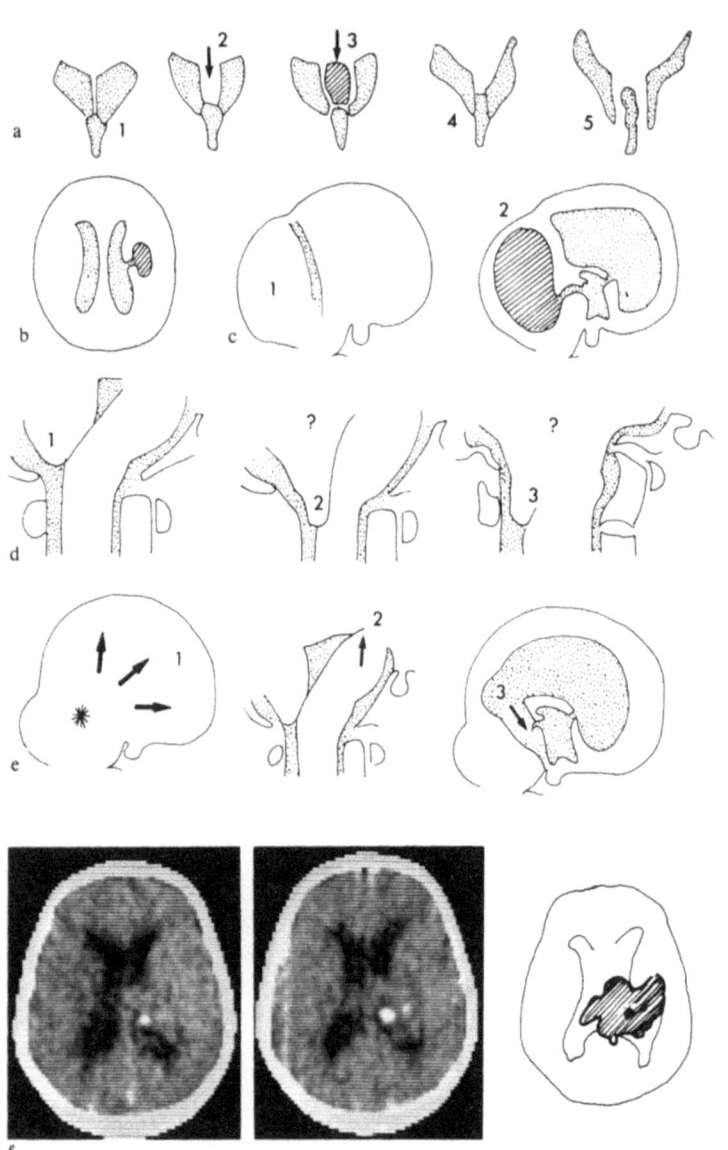

sehen. Durch die Computertomographie werden die Komplikationen von Venenthrombosen leicht entdeckt (Empyeme und Abscesse, s. S. 98).

Fehlbildungen von Gehirn und Hirnhäuten

Es gibt sehr viele Fehlbildungen. Wir werden die wichtigsten und häufigsten kurz beschreiben.

Cyste des Septum *pellucidum* und Cavum Vergae

Das normale Septum pellucidum besteht aus zwei aneinanderliegenden Wänden, die die Ventrikelkörper voneinander trennen. Wenn beide Wände auseinanderstehen, so ergibt sich ein Raum zwischen den Seitenventrikeln. Ist dieser nicht mit dem Seitenventrikel verbunden, so wird er als Cyste bezeichnet. Ist er durch die Verbindung mit dem Ventrikelsystem mit cerebrospinalem Liquor gefüllt, so spricht man gelegentlich von einem „fünften Ventrikel", obwohl seine Wände nicht mit Ependym ausgekleidet sind (Abb. 20). In der Computertomographie und Pneumencephalographie sieht man dann einen Raum mit derselben Liquordichte wie die Ventrikel. Es gibt Fälle mit stark nach hinten ausgebildetem interventriculären Raum, den man dann Cavum Vergae nennt.

Interventriculäre Zisterne (Cisterna veli interpositi)

Durch fehlgebildete Commissuren entsteht ein Raum zwischen Fornix cerebri und Corpus callosum. Diese Fehlbildung gibt es hauptsächlich bei Säuglingen mit multiplen Mißbildungen. Die Pneumencephalographie läßt dann eine zusätzliche mediane Zisterne erkennen, die mit den anderen Zisternen in Verbindung steht.

◁ **Abb. 20. a** *1* Normale Ventrikel (Luftencephalographie im sagittalen Strahlengang), *2* Cyste des Septum pellucidum (ohne Verbindung mit den Ventrikeln), *3* Cyste des Septum pellucidum (mit dem Ventrikel kommunizierend), *4* partieller Balkenmangel, *5* Kompletter Balkenmangel. **b** Porencephalie (Computertomographie); **c** Dandy-Walker-Syndrom: *1* Schädelverformung (aufgetriebene hintere Schädelgrube), „Chignon"-Form); *2* ventriculographisch kommt es zur Darstellung einer massiven Ventrikelerweiterung in der hinteren Schädelgrube (erweiterter vierter Ventrikel). **d** Chiari-Fehlbildung (Arnold-Chiari): *1* normale Tonsillen, *2* nach cervical verlagerte Tonsillen, *3* deutlich verlagerte Tonsillen und Knochenfehlbildung (basilare Impression). **e** *1* Schädelverformung (supratentorielle Erweiterung), *2* luftencephalographisch wird ein Stop im Aquädukt demonstriert, *3* ventriculographisch wird der obere Pol des Stops dargestellt. **f** Verkalkte intraventriculär ausgedehnte Geschwulst im Computertomogramm

Meningocele, Encephalocele und Meningoencephalocele

Wir haben die mediane Schädellücke schon erwähnt, bei der es zu Hernien des Schädelinneren kommt (Abb. 9). Diese weichen Auftreibungen werden zuerst durch die Computertomographie untersucht, durch die es leicht gelingt, den festen von dem liquorhaltigen Teil zu unterscheiden. Eine präoperative Angiographie kann notwendig sein, wenn eine zusätzliche Gefäßmißbildung vermutet wird.

Balkenmangel und Commissurenmißbildungen

Der totale oder partielle Balkenmangel kommt relativ häufig vor und ist durch Computertomographie oder Pneumencephalographie leicht zu diagnostizieren. Man erkennt in Abb. 20a, wie sich bei Balkenmangel die Vorderhörner und Körper der Seitenventrikel stark entwickeln, um den freigelassenen Platz einzunehmen (wie Stierhörner angelegte Seitenventrikel). Als zweites Zeichen wird die viel zu hohe Lokalisation des dritten Ventrikels genannt. Der craniale Teil des dritten Ventrikels steht höher, weil er den Raum des fehlenden Septum pellucidum besetzt. Andere Commissuren, z. B. der Fornix cerebri, können fehlen oder hypoplastisch sein. Diese mehr allgemeinen Commissurenfehlbildungen geben Anlaß zu komplexen Röntgenbildern und führen zu schwereren klinischen Ausfällen als der isolierte Balkenmangel, der entweder ohne Ausfälle besteht oder mit leichtem Schwachsinn und seltener mit Epilepsie einhergeht.

Agenesie eines Hirnlappens – fehlgebildete Gehirnlappen

Die Agenesie eines Gehirnlappens ist sehr leicht im Computertomogramm erkennbar. In solchen Fällen kommt es nämlich zu Liquoransammlungen im fehlgebildeten Gebiet, welche man Hygrome oder Hydrome nennt. Sie entwickeln sich meistens in der mittleren Schädelgrube und können durch besondere hydraulische Verhältnisse ziemlich groß werden und so auch zur Hirndrucksteigerung führen. Vor einem geplanten neurochirurgischen Eingriff wird man eine Angiographie durchführen, um eine Gefäßmißbildung auszuschließen (Carotisangiographie für die Frontal-, Parietal- und Temporallappen; Vertebralisangiographie für den hinteren Teil der Temporallappen und die Occipitallappen).

Mikrocephalie und Mikrohydrocephalie

Ein zu kleiner Schädel enthält immer ein zu kleines Gehirn (Mikrencephalie). Durch die Computertomographie kommt man zu einer guten Darstellung des Ventrikelsystems eines solchen Patienten. Erscheinen die Ventrikel normal, so handelt es sich gewöhnlich um eine Mikrocephalie; erscheinen sie erweitert, handelt es sich um eine Mikrohydrocephalie. Diese Fehlbildungen gehen mit oft schwerem Schwachsinn einher.

Porencephalie

Diese Fehlbildung besteht aus einer Hohlraumbildung im Parenchym (lokale Aplasie), die mit dem Ventrikelsystem durch einen Porus verbunden ist. Die computertomographische Diagnose ist einfach: eine runde oder ovale Hypodensität liegt im paraventriculären Raum einer Hemisphäre. Um die Verbindung mit dem Ventrikel zu lokalisieren, wird man zur Ventriculographie greifen müssen (mit positivem Kontrastmittel oder mit Gas). Man benützt oft den Ausdruck „Porencephalie", um im weitesten Sinne auch andere, und zwar erworbene, Excavationen (nach Traumen, Infektionen und Infarkten) zu bezeichnen.

Unvollkommene Lobulation des Kleinhirnwurms mit Mikroventrikulie des vierten Ventrikels

Diese häufige Fehlbildung läßt sich leicht durch die Computertomographie oder die Pneumencephalographie erkennen. Man findet einen kleinen vierten Ventrikel mit abnorm großer Cisterna magna.

Dandy-Walker-Fehlbildung

Das nicht gebildete oder stenosierte Foramen *Magendii* führt zu einer Liquoransammlung im Ventrikelraum, so daß es besonders zu einer Erweiterung des vierten Ventrikels mit Auftreibung der hinteren Schädelgrube kommt. Letztere ist für die „Chignon"-Form des Schädels im lateralen Röntgenbild verantwortlich (Abb. 20c). Die Protuberantia occipitalis ist nach Cranial verschoben, so daß die Furche des Sinus transversus beinahe senkrecht steht.

Computertomographie und Ventriculographie veranschaulichen eine große, median in der hinteren Schädelgrube gelegene, ventriculäre Erweiterung, die mit dem dritten Ventrikel in Verbindung steht. Dieses evtl. sehr große Gebilde entspricht dem vierten Ventrikel.

Chiari-Fehlbildung (Arnold-Chiari) (s. Abb. 20d)

Von Chiari wurde in seiner Straßburger Zeit eine Fehlbildung beschrieben, deren leichte Form sehr häufig ist, deren schwere Formen mit Fehlbildungen des Schädel-Hals-Übergangs (S. 52) oder mit lumbalen

Meningocelen einhergehen. Die Chiari-Mißbildung ist eine Ektopie des unteren Teils des Kleinhirns, das mit seinen Tonsillen in den Cervicalkanal verlagert ist. Es ist ohne weiteres verständlich, daß bei basilarer Impression, die das Volumen der hinteren Schädelgrube reduziert, die Strukturen des Kleinhirns sich teilweise im Cervicalkanal befinden (leichte Form der Chiari-Mißbildung). In diesen Fällen besteht oft eine leichte Erweiterung des Cervicalkanals. Man wird durch Myelographie (Gas oder wasserlösliches Kontrastmittel) genau den unteren Pol des Kleinhirns zu lokalisieren versuchen. Die Tonsillen können ihre Position je nach der Stellung (Kopf unten oder oben) des Patienten während der Untersuchung verändern. Beinhaltet diese Fehlbildung zusätzlich eine verminderte Durchlässigkeit des Foramen Magendii, so kommt es zu einem Stauungshydrocephalus mit Hirndrucksteigerung (S. 20) und Ventrikelerweiterung.

Congenitale Stenose des Aquädukts

Solche Stenosen entstehen beim Kleinkind durch hypertrophische Gliosen, die sich um den Aquädukt entwickeln, durch Membranen, die das Lumen des Aquädukts verstopfen oder auch durch Dysplasie oder Aplasie. Es kommt dadurch zur Erweiterung des dritten Ventrikels und der Seitenventrikel (obstruktiver Hydrocephalus). Das Schädelnativbild ist sehr charakteristisch: Erweiterung des supratentoriellen Gebietes mit kleiner hinterer Schädelgrube und Zeichen der Hirndrucksteigerung. Neuroradiologisch muß die Stenose mit ihrer Morphologie und Ausdehnung demonstriert werden. Die Computertomographie ergibt das Bild eines kleinen 4. Ventrikels mit Vergrößerung des 1.–3. Ventrikels (Abb. 2). Der craniale Pol der Obstruktion wird durch Ventriculographie lokalisiert. Der caudale Pol wird (von unten) durch Pneumencephalographie oder durch positiven Kontrast (von suboccipital) abgegrenzt (Abb. 20e).

Congenitale Geschwülste

Vor Einführung der Computertomographie war die Diagnose von Geschwülsten bei Kleinkindern mit Schwierigkeiten verbunden, weil die Untersuchung immer eine Angiographie und eine Pneumencephalographie erforderlich machte. Heute werden diese Methoden nur präoperativ eingesetzt oder dann, wenn im Computertomogramm die Diagnose nur unvollkommen gestellt werden kann. Folgende Zeichen sind eindeutig: Hyperdensität des soliden Tumoranteils, Hypodensität des cystischen Tumoranteils, Verkalkungen (Abb. 20f). Die congenitalen Geschwülste des Kindes sind selten und zeigen ein vereinfachtes klinisches Bild (Hirndrucksteigerung) und gelegentlich Verkalkungen, die schon im Nativbild des Schädels erkennbar sind.

Hydrome

Wir haben schon von den Fehlbildungen der Hirnlappen gesprochen, die zu kompensatorischen Liquoransammlungen führen, die man Hygrome oder Hydrome nennt. Außer diesen schweren Fehlbildungen, die zu neurologischen Ausfällen führen, gibt es auch pericerebrale Hydrome ohne cerebrale Fehlbildung. Diese Liquoransammlungen bilden arachnoidale Cysten, deren Druck- und Volumensteigerung den Schädel verformen. Die häufigste Lokalisation ist die mittlere Schädelgrube mit Auftreibung der Schädelknochen, die im Nativröntgenbild bereits gut zu erkennen ist. Erst die Computertomographie erlaubt jedoch eine genaue Lokalisation und auch die Verlaufsbeobachtung nach einem chirurgischen Eingriff.

Anencephalie

Diese sehr schwere Fehlbildung besteht aus einer mehr oder weniger starken Hypoplasie oder Aplasie von verschiedenen Hirnteilen, besonders im supratentoriellen Raum. Der weniger betroffene Hirnstamm kann eine gewisse Lebensfähigkeit gewährleisten. Die Diagnose ist einfach und auf Grund einer extremen Mikrocranie bereits in utero stellbar.

Hydranencephalie

In diesem Falle besteht eine doppelseitige Aplasie der Carotis interna. Die Arteriae vertebrales sind gut ausgebildet, und die Gehirnstrukturen, die von ihnen abhängen, sind ebenfalls normal geformt (Occipitallappen, ein Teil der Temporallapen, das Kleinhirn, der Hirnstamm und der caudale Teil des Diencephalon). Diese mit dem Leben vereinbare Fehlbildung erzeugt eine Hydrocephalie mit Makrokranie, die im computertomographischen Bild als große Liquoransammlung im supratentoriellen Gebiet erscheint. Auch im Diencephalon und in der hinteren Schädelgrube gibt es cerebrale Strukturen, die deformiert sind. Die Liquoransammlung kommt dadurch zustande, daß der normal angelegte Plexus chorioideus zwar sezerniert, die Liquorresorption hingegen stark beeinträchtigt ist. Computertomographisch kann eine Hydranencephalie vermutet werden, die Diagnose wird jedoch durch die Carotisangiographie gestellt.

Infektionen

Arachnitis (Hirnhautentzündung)

Während der akuten Phase gibt es keine Indikation zur Röntgenuntersuchung. Erst spätere Komplikationen erfordern die Röntgenuntersuchung: arachnoidale Adhäsionen (Verwachsungen), die die Liquorzirkulation behindern. In der Cisterna opticochiasmatica kann man Verkalkungen entdecken. Vor allem wenn die Computertomographie eine Ventrikelerweiterung zeigt, ergibt sich die Indikation zu einer Encephalozisternographie.

Encephalitis (Hirnentzündung)

Sehr verschiedenartig sind die Infektionen des Gehirns. Die meisten Fälle werden regelmäßig computertomographisch untersucht, um die verschiedenen Stadien zu erfassen: Ödem (kleine Ventrikel und diffuse Hypodensitätsherde), lokalisierte und multiple Infarkte, Hyperdensität in der weißen Substanz bei Panencephalitis.

Absceß

Eine pericerebrale Eiteransammlung (Empyem), die sich spontan entwickelt oder aus einem infizierten Hämatom hervorgeht, ist ohne weiteres im Computertomogramm erkennbar. Man wird in diesen Fällen sofort eine Angiographie durchführen, um eine Veneninfektion (Phlebitis) auszuschließen bzw. als Ursache aufzudecken.

Früher (ohne Computertomographie) war es immer schwierig, durch die Angiographie allein die Abscesse genau zu erkennen. Es bestand sowohl klinisch als auch angiographisch das Syndrom einer Pseudogeschwulst, evtl. mit Einklemmung. Mit der Computertomographie ist das leichter geworden; die Ödemphase ist gut erkennbar, auch die Absceßbildung wird erfaßt. Durch wiederholte Untersuchungen können Rückbildung, Komplikationen, Aushöhlungen (Porencephalie), Ventrikelerweiterung, arachnoidale Verwachsungen, Rückfälle usw. erkannt werden.

Kapitel IV. Die Wirbelsäule und ihr Inhalt

Die Wirbelsäule formt das axiale Knochengerüst des Rumpfes und des Halses und hat verschiedene Funktionen, von denen wir folgende besonders erwähnen: Harmonisierung des Ganges, Insertion der Rippen, Beweglichkeit des Kopfes und Schutz des spinalen Nervensystems.

Die Wirbelsäule kann von allen Knochenkrankheiten und Fehlbildungen befallen werden (z. B. Morbus Paget), hat eine spezifische rheumatologische Empfindlichkeit (M. Bechterew), spezifische Discuskrankheiten (Hernien), kann bei scheinbar harmlosen Krankheiten wie Arthrosen mit Osteophyten ein medulläres Kompressionssyndrom entwickeln, das zu einer schweren Myelopathie führt, und kann auch in der Traumatologie in ganz besonderer Art verletzt werden (whiplash).

Die Röntgenuntersuchung der Wirbelsäule muß daher genau an jeden Einzelfall angepaßt werden. Um didaktisch vorzugehen, werden wir jedes Wirbelsäulensegment einzeln besprechen.

Die Wirbelsäulensegmente

Schädel-Hals-Übergang

Folgende Erläuterungen sind hier wichtig:
Die Schutzfunktion der Wirbelsäule ist im Bereich der Medulla oblongata besonders wichtig.
Es handelt sich um ein Übergangssegment, das deshalb besonders Fehlbildungen ausgesetzt ist (S. 52).
Die physiologische Wendung des Kopfes geschieht hauptsächlich zwischen C1 (Atlas) und C2 (Axis). Traumatische Läsionen wird man deshalb an diesem Gelenk suchen: Densfraktur (s. Abb. 2), Ruptur des Ligamentum transversum (Abb. 2).
Es gibt eine absolute röntgenologische Regel: bei Verdacht auf eine cervico-occipitale Läsion muß die frontale und laterale Tomographie durchgeführt werden. Der Verdacht kann klinisch begründet sein (pro-

gressive Paraplegie oder Tetraplegie) oder durch Analyse von konventionellen Nativbildern des Schädels oder der Halswirbelsäule (ein undeutliches Bild des Dens Axis nach einem Trauma muß tomographisch abgeklärt werden).

Cervicales Segment. In diesem Segment dominieren die traumatischen und rheumatischen Schädigungen und ihre Auswirkungen auf die Wurzeln (cervicobrachiale Neuralgien, S. 29) und auf die Medulla (cervicale Myelopathie durch congenitale oder erworbene Stenose des Spinalkanals (Abb. 3).

Spezifisch für die Halswirbelsäule ist das „Flexion-Extensionstrauma" auch „whiplash injury" genannt. In diesen Fällen muß genau nach kleineren Frakturen der Processus articulares (Abb. 2), Instabilität zweier Wirbel (Abb. 21) und Funktionsblockierung (Abb. 22) gefahndet werden. Die große Mobilität der Halswirbelsäule führt zu Überlastungsläsionen: Abnutzung des Discus, Osteochondrosen, Hernien.

Cervicothorakaler Übergang

Diese Übergangszone ist schwer zu untersuchen und sollte nach den auf S. 19 gezeigten Regeln geröntgt werden. Man wird deshalb oft die Tomographie anwenden. Der cervicothorakale Übergang wird speziell von der Schipperkrankheit befallen, d. h. dem Abriß des Processus spinosus der Übergangswirbel bei beruflicher Überlastung.

Thorakales Segment. Es ist das *größte* Segment der Wirbelsäule (12 Wirbel), so daß Metastasen gehäuft in diesem Segment vorkommen.
– Auf Grund der *geringen Beweglichkeit* dieses Segments kommen Discushernien seltener, Ankylosen (Hyperostose Forestier und Spondylarthritis) jedoch häufiger als in den anderen Segmenten vor.
– Das thorakale Segment ist auch am meisten durch *axiale Verformungen* belastet: Kyphosen und Skoliosen.

Abb. 21 a–f. Wirbelverschiebungen. **a** Instabilität zwischen C1 und C2, die durch ▷ den Unterschied zwischen Flexion und Extension bewiesen wird (Ruptur oder Fehlbildung des Ligamentum transversum); **b** Spondylolisthesis: *1* Spondylolyse (nicht verknöcherter Isthmus), *2* Wirbelgleiten: Ventralverschiebung des Wirbelkörpers. Der hintere Teil des Wirbelbogens bleibt in seiner normalen Stellung. *3* Spondyloptose des fünften Lendenwirbels. **c** Pseudospondylolisthesis nach Junghanns: *1* Verschiebung des Wirbelkörpers, *2* verlängerter Isthmus. **d** Luxation im kleinen Wirbelgelenk, **e** Luxation durch Fraktur an den Processus articulares, **f** Flexionsinstabilität durch Ruptur der Bänder und der Bandscheibe

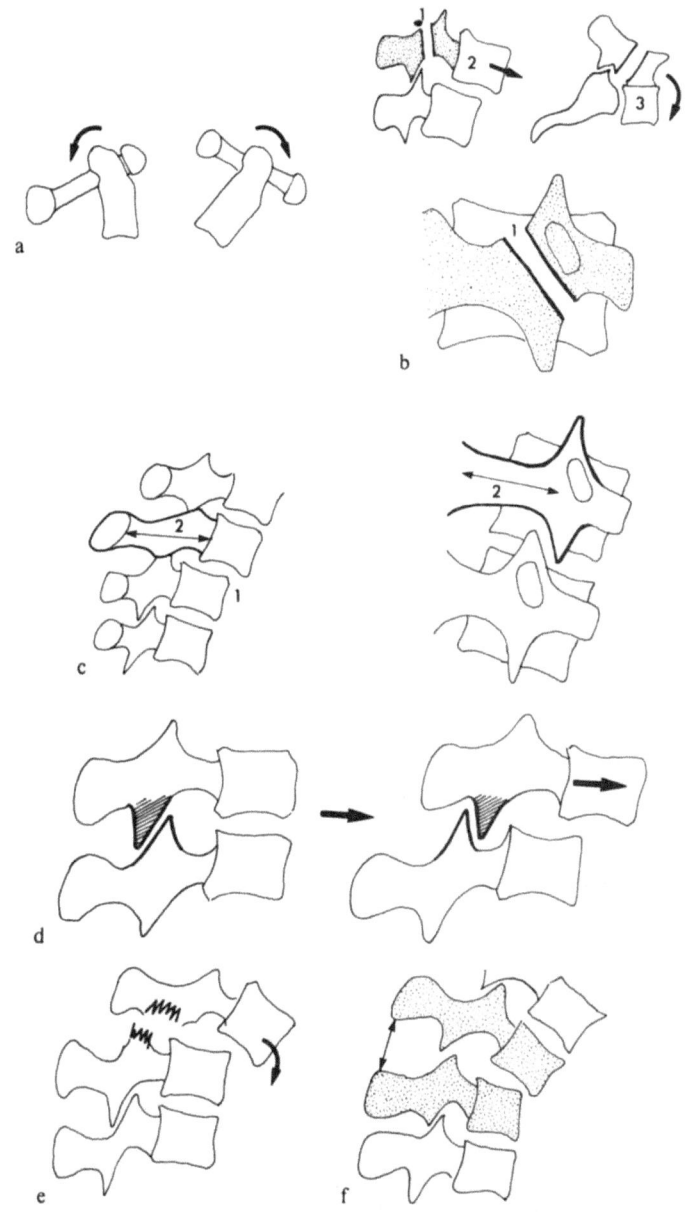

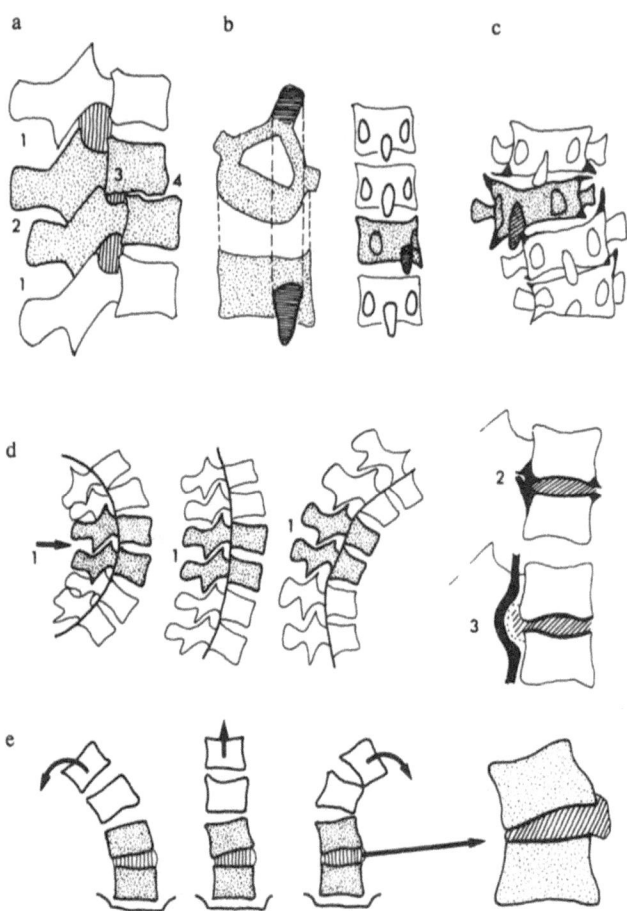

Abb. 22. a Retrolisthesis: *1* normaler Raum zwischen den Dornfortsätzen, *2* reduzierter Zwischenraum durch die Retrolisthesis, *3* reduziertes Foramen intervertebrale durch die Retrolisthesis, *4* reduzierter Raum zwischen den Wirbelkörpern (Bandscheibe). **b** Rotation eines Wirbels: der Dornfortsatz projiziert sich im Frontalbild paramedian; **c** Subluxation (Lateral- und Rotationsverschiebung) bei rheumatischen Erkrankungen. **d** Funktionelle Blockierung zweier Halswirbel. Der Raum zwischen den Dornfortsätzen (*1*) der blockierten Wirbel ist in den drei Kopfstellungen immer derselbe (Extension, Normalstellung, Flexion). Diese funktionelle Anomalie legt den Verdacht nahe auf einen Bandscheibenvorfall, entweder auf einen abgedeckten Discusprolaps, der schon im Nativbild sichtbar ist (*2*), oder auf eine echte Hernie, die nur durch Myelographie darstellbar ist (*3*).
e Verändern zwei Wirbel durch die Lateroflexion des Rumpfes nicht ihre Stellung, so spricht dieser funktionelle Block für eine Discushernie im Bereich der blockierten Wirbel

Thoracolumbaler Übergang

Es gibt kaum klinische Symptome oder im Röntgenbild sichtbare Krankheiten, die für diesen Abschnitt spezifisch wären. Man kann überzählige und fehlende Rippen feststellen.

Lumbales Segment. Hier dominieren mechanische Momente, nicht nur wegen des Körpergewichts, sondern auch wegen der kräftigen lumbalen und abdominalen Muskelansätze. Daher finden sich im lumbalen Segment sehr häufig Discushernien von L4–L5 und L5–S1, wobei der Discus bei L5–S1 zum lumbosacralen Übergang gehört. Im lumbalen Segment gibt es keine Medulla, sondern nur mehr die Wurzeln der Cauda equina. Die klinischen Syndrome sind daher partielle (Hemisyndrome der Cauda) oder komplette Cauda-equina-Syndrome, wenn alle Wurzeln betroffen sind.

Das lumbale Wirbelsäulensegment wird oft wegen lumbaler Schmerzen untersucht, um nach folgenden Abnormitäten zu suchen:
– *indirekte Zeichen einer Discushernie* (Abb. 22e),
– *direkte Zeichen einer lumbalen Kanalstenose* (Abb. 3k); eine häufig vorkommende Anomalie, die oft verkannt wird, obwohl sie ein ziemlich typisches klinisches Syndrom erzeugt: das schmerzhafte intermittierende Hinken, d. h. Lumbalschmerzen, die durch längeres Stehen oder Gehen induziert werden (neurogene Claudicatio intermittens);
– *direkte Röntgenzeichen einer rheumatischen Krankheit.*

Lumbosacraler Übergang

Zwei Eigentümlichkeiten kommen gehäuft vor:
– *Übergangsanomalien* wie Sacralisation (ein Teil des fünften Lendenwirbels ist mit dem Sacrum konstitutionell verknöchert) und Lumbalisation im umgekehrten Falle;
– *Discushernien* von L5–S1.

Sacrum. Hier gibt es hauptsächlich Metastasen, seltene Tumoren (Chordome) und traumatische Läsionen.

Steißbein. Die Röntgenuntersuchung wird besonders häufig bei Steißbeinschmerzen (Coccygodynie), besonders nach Traumen, durchgeführt.

Der Wirbel, die Bandscheibe: Veränderungen ihrer Beziehungen und Bewegungen

Außer C1 und C2 haben die Wirbel ungefähr denselben anatomischen Aufbau.

Schädel-Hals-Übergang
- *C1 (Atlas):* Er hat keinen Wirbelkörper (der Körper von C1 formt den Dens Axis) und besteht aus einem Ring, an dem man einen vorderen und einen hinteren Bogen und zwei laterale Massen (massae laterales) unterscheidet.
- *C2 (Axis):* Außer dem Körper und hinteren Bogen hat dieser Wirbel auch noch den Dens, der dem Körper von C1 entspricht.

Die anderen Wirbel haben einen Körper, dessen Größe und Form je nach Segment variiert, und einen Arcus posterior (hinterer Wirbelbogen), der aus Pediculus (Bogenwurzel), Isthmus, Processus articulares (superiores und inferiores), laminae und processus spinosus besteht.

Größe, Form und Stellung dieser Elemente variieren in jedem Wirbelsäulensegment.

Bandscheiben. Im Nativbild sind Bandscheiben nicht sichtbar. Man kann jedoch Jodöl in die Bandscheiben einspritzen (Discographie). Die Bandscheiben entsprechen dem Raum, der sich zwischen zwei Wirbelkörpern befindet (Zwischenwirbelraum). Hat dieser Raum im lateralen Strahlengang eine „normale" Höhe (cranio-caudale Distanz), so kann man normale Bandscheiben annehmen (nicht absolut). Ist dieser Raum reduziert, so besteht wahrscheinlich eine Discusschädigung.

Die Bandscheibe dämpft gewissermaßen die Bewegungskräfte, die auf die Wirbelsäule ausgeübt werden. Sie befindet sich im Zwischenwirbelraum, der von Bändern begrenzt und verschlossen ist. Wird dieses Bändersystem durch ein Trauma oder Rheuma defekt, so kann der Discus aus dem Zwischenraum der Wirbelkörper herausspringen und eine Kompression auf die Medulla (selten bei Hernien der HWS und BWS) oder auf eine der Wurzeln der Cauda equina ausüben wie z. B. *L4* (Femoralislähmung durch L3–L4-Hernie) oder *L5* (Ischias durch L4–L5-Hernie) oder auch *S1* (Ischias durch L5–S1 Hernie). Außer diesen neurologischen Komplikationen kommt es bei geschädigten Bandscheiben zu veränderten mechanischen Belastungen und deshalb zu Arthrosen in allen Gelenken der Processus articulares. An den Wirbelkörpern selbst entwickeln sich Spondylophyten (Abb. 27). Findet sich eine Bandscheibenschädigung (Verschmälerung des Zwischenwirbelraumes) zusammen mit Spondylophyten, so spricht man von einer Osteochondrose.

Die physiologischen Bewegungen zweier Wirbel können röntgenographisch kontrolliert werden. Störungen in den Wirbelbewegungen haben einen großen diagnostischen Informationswert:

Defektes Ligamentum transversum

Das normale Ligament stützt den Dens axis ab und fixiert ihn am vorderen Atlasbogen. Bei traumatischem, rheumatischem oder congenitalem Defekt des Ligaments fehlt diese Stütze, so daß der Dens axis sich nach dorsal bewegt und die Medulla komprimiert. Diese Bewegung sieht man bei Flexion des Kopfes. Bei der Extension des Kopfes ist der Dens axis hingegen in seiner normalen Stellung (Abb. 2a).

Ventralverschiebung eines Wirbels oder Spondylolisthesis

Diese Situation ist dadurch gekennzeichnet, daß ein Wirbelkörper (der Craniale) zu weit ventral liegt in bezug auf den darunterliegenden (caudalen) Wirbelkörper. Diese Spondylolisthesis kommt bei einer Läsion des Wirbelbogens (Abb. 3g) vor:

Spondylolyse. Hier handelt es sich um eine Ossifikationsstörung am Isthmus des Wirbelbogens, so daß ein nicht verknöcherter Teil besteht. Ist diese Anomalie nur gering entwickelt, bewirkt sie keine Verlagerung. Ist sie stärker ausgeprägt oder mit einer Dysplasie des Isthmus verbunden, so kommt es zur Verlagerung des Wirbels nach ventral mit Treppenbildung am vorderen und hinteren Wirbelkörperrand im lateralen Strahlengang (Abb. 21b). Die „ätiologische Röntgendiagnose" erscheint im Schrägbild: das anormale Bild des „Hundekopfes" ist durch Formveränderungen und durch das „dunkle Halsband" gekennzeichnet (Abb. 3h). Die Nativbilder in Flexion und Extension geben Auskunft über die Stabilität oder Instabilität dieser fehlerhaften Ossifikation des Isthmus. Die Anomalie ist häufig am vierten und fünften Lendenwirbel lokalisiert, seltener im cervicalen Segment und noch seltener im thorakalen Bereich. Bei sehr starker Verlagerung des fünften Lendenwirbels nach ventral spricht man auch von einer *Spondyloptose.* Der Ausdruck *Spondylolisthesis* ist reserviert für das Ventralgleiten bei *Spondylolyse*. *Spondylolisthesis* und *Antelisthesis* sind Synonyma.

Congenitale oder erworbene Deformierung des Isthmus (Verlängerung).
Hier spricht man von einer Pseudospondylolisthesis (Typus Junghanns). In diesen Fällen gibt es keinen Ossifikationsdefekt, sondern eine Elon-

gation des Isthmus. Diese Isthmusdysplasie führt zu einer Vergrößerung des dorsoventralen Durchmessers und zu einer veränderten Gelenkmechanik in den kleinen Wirbelgelenken. Als Folge davon kommt es zu einer entsprechenden Ventralverlagerung des Wirbels. Die Veränderung am Isthmus kann congenitaler Natur sein (Dysplasie), sie kann aber auch durch eine herabgesetzte Knochenfestigkeit bedingt sein, wie sie bei M. Paget, Osteomalacie oder Spondylarthrose auftritt, bei der durch die arthrotischen Prozesse im kleinen Wirbelgelenk längere und mehr horizontal ausgerichtete Gelenkflächen entstehen. Die Schrägaufnahme schließt die Spondylolyse aus, während das Bild im lateralen Strahlengang den verlängerten Isthmus (also auch den vergrößerten dorsoventralen Durchmesser des Spinalkanals) des betrachteten Wirbels zeigt (Abb. 21 c).

Pseudolisthesis durch Luxation. Unter normalen Bedingungen kann ein Wirbel nicht nach ventral verlagert werden, weil er durch den darunterliegenden Wirbel „verriegelt" oder „verhakt" ist. Der Processus articularis inferior des cranialen Wirbels wird so durch den Processus articularis superior des caudalen Wirbels fixiert, daß eine Verschiebung nicht stattfinden kann. Bei hypoplastischem Processus articularis superior des caudalen Wirbels kann es bei Hyperflexion zum „Aushaken" des cranialen Wirbels kommen. Diese Komplikation wird als Pseudospondylolisthesis durch Luxation bezeichnet.

Intervertebrale Flexionsinstabilität

Ventrale Wirbelinstabilität wird in zwei Situationen beobachtet:

1. *Bei doppelseitiger Fraktur* im Wirbelbogen ist die Verriegelung aufgehoben. Bei Extension des Kopfes reduziert sich, bei Flexion des Kopfes verstärkt sich die Verlagerung (Abb. 21 e).

2. Bei traumatischer „Hyperflexion-Hyperextension" der Halswirbelsäule (Whiplash) kommt es zu *Weichteilläsionen* ohne Frakturen. Betreffen diese Läsionen sowohl Bänder als auch Bandscheiben, so kann es ebenfalls zur Instabilität mit Verschiebung des cranialen Wirbels nach ventral kommen, speziell bei Flexion des Kopfes (Abb. 21 f). Ein Klaffen des betreffenden Raumes zwischen den Dornfortsätzen legt in diesen Fällen den Verdacht auf eine Ruptur des Bandes nahe.

Dorsalverschiebung eines Wirbels, auch Retrolisthesis genannt

Wir haben gesehen, daß sich ein Wirbel nicht nach ventral verschieben läßt. Für eine Verschiebung nach dorsal gibt es jedoch kein knöchernes

Hindernis (Abb. 21d). Lediglich Weichteile verhindern diese Verschiebung (Bänder, Bandscheiben).

Bei einer Dorsalverschiebung des cranialen Wirbels besteht eine sogenannte Retrolisthesis mit entsprechender ventraler und dorsaler Stufenbildung am Wirbelkörper, aber auch mit (Abb. 22a)
- verschmälertem Zwischenwirbelraum (Bandscheibenläsion),
- eingeengtem Foramen intervertebrale.

Eine Retrolisthesis unterscheidet sich somit grundsätzlich von einer Spondylolisthesis (Antelisthesis). Während bei einer Retrolisthesis immer eine starke Bandscheibenläsion besteht, ist sie bei einer Spondylolisthesis nicht vorhanden oder nebensächlich.

Wirbelrotation

Das frontale Nativbild zeigt unter normalen Bedingungen einen medianen Stand des Dornfortsatzes (in Wirbelkörpermitte). Die mehr oder weniger große Abweichung von dieser medianen Stellung kennzeichnet den Drehungsgrad eines Wirbels (Abb. 22b u. 25e).

Lateralverschiebung

Gewöhnlich kommen nur leichte Verschiebungen zusammen mit einer Drehung vor. Um eine Verschiebung nach lateral zu gewährleisten, müssen zwei benachbarte Wirbel starke Veränderungen an den Gelenkfortsätzen aufweisen und zwar links und rechts in untschiedlichem Maße, wie man es bei sehr fortgeschrittenen rheumatischen Veränderungen an den Wirbelkörpern (Abb. 22c) beobachtet.

Funktionelle Blockierung

Auf den in Indifferenzhaltung gemachten Nativbildern können solche Blockierungen nur vermutet werden. Erst im sagittalen Strahlengang gemachte Bilder mit Lateroflexion nach rechts und links und im lateralen Strahlengang mit Flexion und Extension des Kopfes bestätigen die Diagnose.

Blockierungsbilder im lateralen Strahlengang. Schon in der neutralen Stellung des Kopfes besteht ein Klaffen der Dornfortsätze zweier Wirbel. Die Beugung des Kopfes vergrößert dieses Klaffen. Die Extension des Kopfes ist jedoch bedeutungsvoller, denn sie schließt alle anderen Dornfortsatzzwischenräume, während die blockierten Wirbel ihren Dornfortsatzzwischenraum nicht oder nur wenig verändern. Solche Blockierungen kommen besonders im cervicalen Segment vor und können nun auf verschiedene Ursachen zurückzuführen sein:

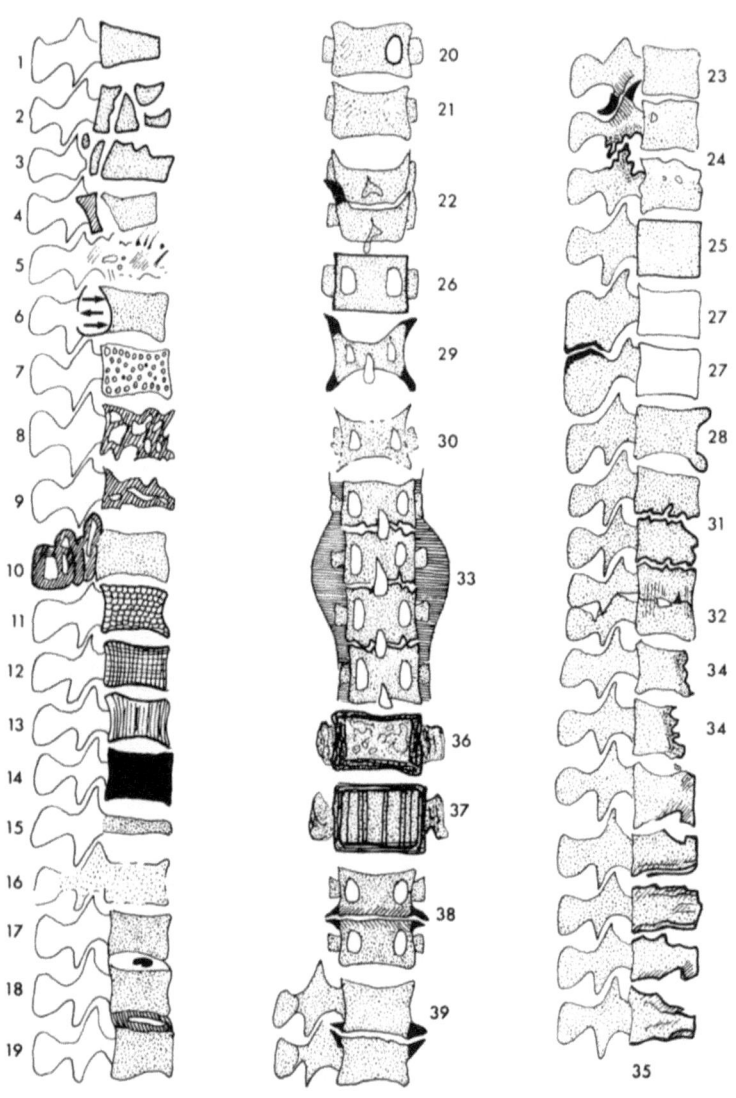

Abb. 23. Verschiedenartige Wirbelerkrankungen. *1* Keilförmiger Wirbelkörper, *2* Trümmerbruch (Körper), *3* multiple Frakturen (Bogen), *4* Frakturen mit Knochensplitter im Wirbelkanal, *5* Wirbelzerstörung durch malignen Tumor, *6* vergrößerter Wirbelkanal durch neurogenen Tumor, *7* multiple Aussparungen, *8* zerstörter Landkartenwirbel, *9* zusammengesinterter Landkartenwirbel, *10* aneurysmatische Knochencyste am Wirbelbogen, *11* reticulärer Wirbel, *12* Gitterwirbel, *13* Streifenwirbel, *14* Elfenbeinwirbel, *15* Fladenwirbel, *16* deminerali-

- eine beginnende Discopathie mit oder ohne Hernie,
- eine noch „infraradiologische" Arthrose der Gelenkfortsätze,
- eine Distorsion durch indirektes Trauma der Halswirbelsäule.

Blockierungsbilder im sagittalen Strahlengang. Im lumbalen Segment kann das Röntgenbild in neutraler Stellung schon die Disharmonie zweier Wirbel zeigen, z. B. im Falle von Ischias. Bei Beugung des Rumpfes zur Seite verstärkt sich die Disharmonie, während die Beugung zur Gegenseite ohne Beteiligung der genannten beiden Wirbel verläuft (Abb. 22e). Solche Funktionsblockierungen gibt es hauptsächlich bei Hernien.

Hauptanomalien der Wirbel und Bandscheiben im Röntgenbild

Traumatisch veränderte Wirbel

Er ist je nach Art des Traumas verschieden geformt: Fraktur des Dens axis (Abb. 2a); Fraktur von Gelenkfortsätzen (Abb. 2b), cuneiforme Wirbelkörperfraktur (Abb. 23 *1*). Schwere Wirbelschäden sowohl am Wirbelkörper (Abb. 23 *2*) als auch am Wirbelbogen (Abb. 23 *3*) erzeugen Luxationen mit Schädigung der Medulla, insbesondere durch intracanaläre Knochensplitter (Abb. 23 *4*) bei Trümmerbruch.

Keilförmiger Wirbelkörper

Diese Deformation hat zwei Hauptursachen:
- die traumatische Kompression, wobei der Wirbelkörper in seinem vorderen (ventralen) Teil abgeflacht ist (Abb. 23 *1*),
- die congenitale Keilwirbelbildung mit ventraler Hypoplasie, die zur Gibbusbildung (Kyphose mit Wirbelkörperanomalie) mit mechanischer Abknickung der Wirbelsäule (Abb. 24a 7) führt.

---

sierter Wirbelkörper, *17–18* Bandscheibenverkalkung, *18–19* Bandscheibenvacuolisation, *20* zerstörter Pediculus (einäugiger Wirbelkörper), *21* zerstörte Pediculi (blinder Wirbelkörper), *22* uncovertebrale Arthrose, *23* Arthrose an den Processus articulares mit Osteophyten (Spondylarthrose), *24* Arthritis an den Processus articulares mit Knochenzerstörung, *25* u. *26* Kasten- oder Tonnenwirbel, *27* artikulierende Dornfortsätze bei Morbus Baastrup, *28* „Lipping", *29* „Fledermauswirbel", *30* Fischwirbel, *31–32* Spondylodiscitis (Spondylitis), *33* Spondylitis mit Spindel (Muskelspindel), *34* Spondylitis anterior (Zerstörung des ventralen Teils des Wirbelkörpers), *35* Morbus Scheuermann, *36* u. *37* Rahmenwirbel bei Morbus Paget, *38* u. *39* Osteochondrose

Tumoröser Wirbelkörper

Er ist meistens metastatisch bedingt, während als primäre Geschwulst eine aneurysmatische Cyste oder ein Neurinom in Frage kommen, seltener ein Sarkom mit starker Osteolyse und Verkalkung der paravertebralen Weichteile (Abb. 23 *5*). Auch durch neurogene Tumoren wird ein Wirbel verändert, nicht nur durch Infiltration wie bei tumorösen Elfenbeinwirbeln, sondern auch durch Verformung, Vergrößerung des Spinalkanaldurchmessers, Veränderung der Bogenwurzeln (einäugiger Wirbelkörper, blinder Wirbelkörper, vergrößerte Distanz zwischen der linken und der rechten Bogenabgangsfigur). Neurogene Veränderungen können differentialdiagnostisch dann in Betracht gezogen werden, wenn die Knochenläsion in der Nähe der Nervenstrukturen liegt (Foramen intervertebrale) und wenn keine Strukturveränderungen am übrigen Wirbel nachzuweisen sind.

Lückenwirbel (Abb. 23 *7*)

Hier gibt es multiple, oft kleinere Aufhellungen, die konfluieren können und so zum Zusammenbruch des Wirbelkörpers mit verschiedenen Formvarianten führen („Fladenwirbel", Keilwirbel, Landkartewirbel) (Abb. 23 *8* u. *9*). Rheumatische und demineralisierende Prozesse (Systemkrankheiten, Metastasen) kommen hier in Frage.

Geodenwirbel

Viele Geoden (Pseudocysten) in einer stark veränderten Knochenstruktur (osteolytische und verdichtete Teile) legen den Verdacht auf Metastasen von osteophilen Neoplasien wie Brust- ,Prostata-, Nieren- und Lungenkrebs nahe. Diese polymorphen Geoden führen zur Zertrümmerung des Wirbelkörpers (Abb. 23 *8* u. *9*).

Wirbel bei aneurysmatischer Cyste

Er ist durch eine cystische Auftreibung des Wirbelbogens gekennzeichnet (Abb. 23 *10*).

Angiomatöser Wirbel

Er zeigt ziemlich charakteristische Röntgenbilder. In den meisten Fällen ist ein einziger Wirbel im unteren thorakalen oder oberen lumbalen Segment betroffen: die Knochenstruktur ist aufgelockert (reticulärer Wirbel, Abb. 23 *11*) oder an vielen Stellen demineralisiert mit Geoden (Geodenwirbel, Abb. 23 *7*), oder regelmäßig entkalkt mit persistierenden Knochenleisten (Gitterwirbel, Abb. 23 *12*), wobei beim Streifenwirbel (Abb. 23 *13*) die cranio-caudalen Leisten vorherrschen. Diese Knochenstrukturen sind besonders im Wirbelkörper zu sehen, können aber auch im Wirbelbogen vorkommen.

Elfenbeinwirbel

Die Bezeichnung stammt sowohl aus der Anatomie (perlmuttartiger Wirbel) als auch aus der Röntgenologie (weißer Wirbel im Röntgenbild). Es handelt sich um eine starke Kondensation, die sich homogen auf den ganzen Wirbelkörper erstreckt (Abb. 23 *14*). Solche sehr markanten Elfenbeinwirbel gibt es bei Osteopetrose oder *Albers-Schoenberg*-Krankheit (kondensierende Knochenkrankheit mit generalisierter Lokalisation), Erythropathien (Krankheiten der roten Blutkörperchen), Metastasen (Brust- und Prostatakrebs), Morbus *Paget*, bei dem es auch Megawirbel und Rahmenwirbel gibt (Abb. 23 *36* u. *37*), Morbus *Hodgkin* und bei radiculären Neurinomen, die den Wirbelkörper infiltrieren und osteoplastisch wirksam sind.

Metastatischer Wirbel

Man muß hier verschiedene Formen unterscheiden:
- zusammengesinterte Wirbelkörper (Keilwirbel, Fladenwirbel, Abb. 23 *15*),
- entkalkter und lacunärer Wirbel (Abb. 23 *7* u. *16*),
- zerstörter Landkartenwirbel (Abb. 23 *8*),
- Elfenbeinwirbel (Abb. 23 *14*),
- der einäugige Wirbelkörper (Zerstörung eines Pediculus) oder der blinde Wirbelkörper (Zerstörung beider Bogenabgänge) ist beinahe immer metastatisch bedingt (Abb. 23 *20*, *21*).

Rheumatischer Wirbel

Er zeigt polymorphe Röntgenbilder, die nur z. B. für eine rheumatische Erkrankung spezifisch sind:
- entkalkte Wirbel (Abb. 23 *16*),
- Osteochondrose mit Osteophyten (Abb. 27a *4*),
- Bandscheibenverkalkungen, die schon im Kindesalter gesehen werden, und keine besondere pathologische Bedeutung haben (Abb. 23 *17* u. *18*),
- die uncovertebrale Arthrose (Abb. 23 *22*) im cervicalen Bereich (das uncovertebrale Gelenk zeigt Osteophyten) führt zu einer Kompression der Arteria vertebralis (Abb. 19e);

- die Bandscheibenvacuolisation ist auf einen physikalischen Unterdruck (Vakuumphänomen) in gewissen Stellungen zurückzuführen (Abb. 23 *18* u. *19*);
- der Wirbel mit Arthrose (degenerativ) oder mit Arthritis (entzündlich) an den Gelenkfortsätzen. Hier handelt es sich um eine Gelenklokalisation, während die Zwischenwirbelräume keine Gelenkstrukturen besitzen. Im konventionellen Seitenbild projizieren sich die rechten und linken Gelenkspalten aufeinander; erst die Schräg- oder Schichtaufnahmen lassen die Gelenke einer Seite erkennen. Die Arthrose führt zu verengten Gelenkspalten und zu unregelmäßigen Gelenkflächen mit Osteophytenbildung (Abb. 23 *23*). Verschiedene Formen der Arthritis erzeugen ähnliche Veränderungen, jedoch mit mehr oder weniger starker Entkalkung oder sogar osteolytischen Veränderungen an den Gelenkfortsätzen (Abb. 23 *24*).
- Der Wirbel einer Spondylarthritis (Morbus *Bechterew*) zeigt beinahe charakteristische Veränderungen:
Kasten- oder Tonnenwirbel (Abb. 23 *25* u. *26*)
Entkalkungen mit Lücken und schweren osteolytischen Veränderungen (Abb. 23 *7*, *8* u. *16*), die zur Resorption eines großen Teils des Wirbels führen können,
verschiedene Formen der Spondylodiscitis (Abb. 23 *31–32*),
paravertebrale Knochenbildungen in den Weichteilen (Gelenkkapseln und Bänder) mit charakteristischen, mehr oder minder entwickelten Syndesmophyten. Diese Ossifikationen entwickeln sich in cranio-caudaler Richtung, im Gegensatz zu den Osteophyten, die sich transversal in Richtung der Abschlußplatten der Wirbelkörper erstrecken.
Syndesmophyten (Abb. 24 c),
Bambusstabwirbelsäule (Abb. 24 c),
„Drei-Schienen"-Wirbelsäule (Abb. 24 c).

Abb. 24. a Verschiedenartige Anomalien an den Wirbeln: *1* neurotrophische groteske Deformationen und Hyperostosen, *2* congenitale Blockwirbel mit Kanalstenose, *3* Klippel-Feil-Fehlbildung, *4* Spina bifida, *5* Rachischisis oder Schmetterlingsflügel einer hemivertebralen Fehlbildung, *6* asymetrischer Wirbelkörper (hemivertebrale Tendenz), *7* dorsaler Halbwirbel (dorsale Hemivertebra), *8* Megavertebra, *9* Mikrovertebra, *10* Dolicho- oder Turrivertebra, *11* unterentwickelte Bandscheibe bei dolichovertebraler Fehlbildung der Wirbelkörper. **b** Spondylophytose: *1* Osteophyt oder Spondylophyt (Arthrose), *2* Syndesmophyt (Spondylarthritis), *3* Parasyndesmophyt (Morbus Reiter), *4* Hyperostose (Morbus Forestier). **c** Syndesmophyten der ankylosierenden Spondylarthritis. **d** Paravertebrale Hyperostose des Morbus Forestier

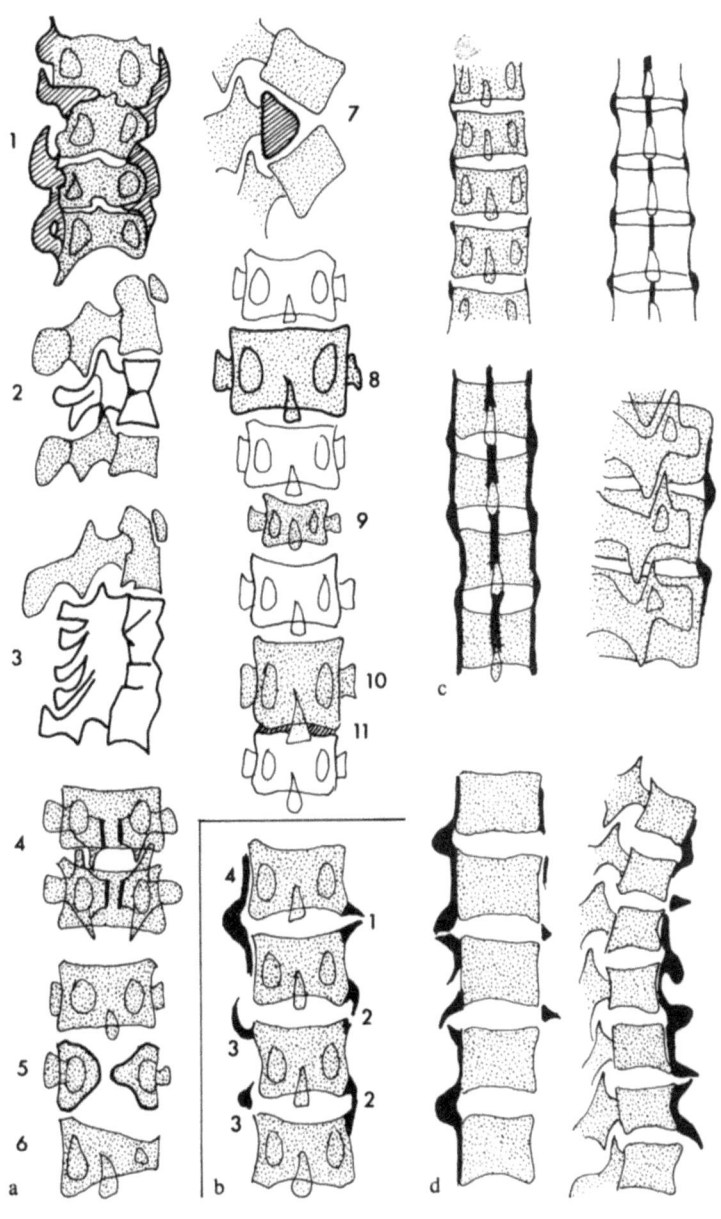

Wirbel bei Hyperostose Forestier-Rotes-Querol

Die Röntgenanalyse erlaubt es, diese Bilder von der Spondylarthritis zu unterscheiden. Letztere bewirkt auch andere röntgenographische Gelenkläsionen, die nicht nur die Wirbelsäule betreffen (Ileosacralgelenke). Die Hyperostose hingegen bedingt keine Gelenkaffektionen und führt auch zu Veränderungen an anderen Knochen („Stachelbecken", Kniescheibe). An der Wirbelsäule rufen die Ossifikationsvorgänge riesige Spangenbildungen hervor, die überwiegend am rechten thorakalen Wirbelsäulenrand (wegen der dort fehlenden Aortenpulsation) gelegen sind, ohne daß es zu einer Demineralisation der Wirbel oder zu einer Beeinträchtigung der Wirbelgelenke kommt (Abb. 24 d).

Wirbel mit Parasyndesmophyten

Diese Bilder findet man bei Psoriasis und Morbus Reiter. Es handelt sich um Spicula, die außerhalb der Gelenkkapsel an den Ecken der Wirbelkörper liegen (Abb. 24 b *3*).

Wirbel mit Entkalkung (Osteoporose, Osteomalacie)

Er ist durch seine vermehrte Strahlentransparenz (schwache Absorption der Röntgenstrahlen) gekennzeichnet, wodurch die Corticalis des Wirbelkörpers besser kontrastiert (Abb. 23 *11*). Wenn solche demineralisierten Wirbel allmählich bikonkav werden, bezeichnet man sie als Fischwirbel (Abb. 23 *30*).

Wirbel bei Morbus Baastrup

Er ist sehr charakteristisch. Es kommt zu abnormen Gelenken zwischen den überentwickelten Dornfortsätzen der Lendenwirbel. Diese Gelenke führen leicht zu arthrotischen Komplikationen mit Lumbalschmerzen (Abb. 23 *27*).

„Lipping"

So bezeichnet man eine Konfiguration des rheumatisch veränderten Wirbelkörpers, der im lateralen Strahlengang eine lippenartige Verformung an seinen ventralen Ecken zeigt (Abb. 23 *28*).

„Fledermauswirbel"

So wird eine Verformung genannt, die durch Spondylophyten bedingt zur Konkavität aller Wirbelkörperränder führt. Sie sind dann im frontalen Bild fledermausartig konfiguriert (Abb. 23 *29*). Man findet sie bei rheumatischen Prozessen.

Kastenwirbel, Tonnenwirbel (Squarring)

Wie schon gesagt, handelt es sich hier um eine Wirbelform bei Spondylarthritis ancylopoetica (Abb. 23 *25*).

Fischwirbel

So wird ein bikonkaver, von der Körperlast demineralisierter Wirbel bei Osteoporose, Menopausensyndrom oder nach Kastration bezeichnet (Abb. 23 *30*).

Wirbel bei Spondylodiscitis und Spondylitis

Sowohl bei tuberkulöser (Morbus Pott) oder entzündlicher (Morbus Bechterew) als auch bei anderer Ätiologie (Maltafieber, Typhus, iatrogen durch Lumbalpunktion oder chirurgische Eingriffe) zeigen die Röntgenbilder etwa die gleichen morphologischen Veränderungen. Es gibt verschiedene Stadien, die eine Knochenläsion und eine Verschmälerung des Zwischenwirbelraums (Bandscheibe) verursachen. Diese Bilder (Ulcerationen, Knochensequester) sind in Abb. 23 *31–32* schematisch wiedergegeben. In schweren Fällen, z. B. bei Abscessen, kommt es auch zum Bild der paravertebralen Muskelspindel (Abb. 23 *33*) oder zu spinaler Kompression durch Epiduritis (S. 18). Die Heilung vollzieht sich durch Blockwirbelbildung, die sich von einem congenitalen Blockwirbel sehr leicht unterscheiden läßt (Abb. 24a *3*).

Als *Spondylitis* kann man eine Infektion bezeichnen, die nur gering die Bandscheibe betrifft. Selten kommt es zu einer ventralen oder vorderen Spondylitis, die den ventralen Teil des Wirbelkörpers zerstört (es handelt sich meistens um eine Tuberkulose) (Abb. 23 *34*).

Wirbel bei Morbus Scheuermann (Wachstumsosteochondrose)

Dabei gibt es je nach dem Stadium und je nach Ausmaß dieser Krankheit verschiedenartige Bilder. Eine leichte Form ist sehr verbreitet (Kyphose bei Jugendlichen). Es handelt sich meistens um eine thorakale Lokalisation mit mehrschichtigen Wirbelplatten und charakteristischen Ausbuchtungen, die ventral abrupt steil verlaufen und dorsal leicht ansteigen. Der Zwischenwirbelraum ist meistens verschmälert. An solchen Wirbeln kommt es auch leichter zu Arthrosen (Abb. 23 *35*).

Rahmenwirbel

Dieses Bild eines „eingerahmten" Wirbels ist typisch für einen Morbus Paget (Abb. 23 *36*). Es wird hier an die Knochenveränderungen am Schädel erinnert (Abb. 9f). Bei Morbus Paget kommt es aber auch zu hypertrophischen Rahmenwirbeln (Abb. 23 *37*).

Wirbelabnützung bei Osteochondrose (Abb. 23 *38* u. *39*)

Verschiedene Ursachen (wiederholte Traumen, Degeneration, Überlastung, hohes Alter) führen zur Abnützung der Bandscheiben. Die Bandscheibenfasern und der Nucleus pulposus verlieren ihre Struktur und ihre architektonische Anordnung, so daß die Bandscheibe zur amorphen Masse wird, während sich zur gleichen Zeit Osteophyten entwickeln, die die Abschlußplatten der Wirbelkörper nach lateral verlängern (im Gegensatz zu den Syndesmpophyten, die Brückenbildungen von einem Wirbelkörper zum anderen hervorrufen). Als Chondrose bezeichnet man den reduzierten Zwischenwirbelraum. Dieses Zeichen ist verdächtig auf eine Discusschädigung, kommt jedoch auch bei fehlgebildeten Bandscheiben, wie wir bereits gesehen haben (Abb. 24a *11*), oder bei Spondylodiscitis vor. Man wird also röntgenologische Begleitzeichen suchen und sein Augenmerk besonders auf Schrägaufnahmen auf Spondylophyten (Abb. 3a) richten.

Hinweise auf eine Discushernie finden sich bei der funktionellen Untersuchung (Abb. 22d, e), die dann zur Indikationsstellung einer cervicalen Myelographie oder lumbosacralen Radiculosaccographie führen kann.

Wirbel bei neurogener Osteoarthropathie (Abb. 24a *1*)

Hier kommt es zu grotesken Verformungen der Wirbel mit z. T. riesenhaften Hyperostosen, wobei jedoch keine Schmerzen bestehen (Syringomyelie, Tabes).

Übergangswirbel

An den Übergangszonen gibt es Übergangswirbel wie bei der Occipitalisation des Atlas (Abb. 10d), der Vertebralisation der Occipitalkondylen (Abb. 10g), der Sacralisation von L5 oder Lumbalisation von S1 (Abb. 3i). Diese Fehlbildungen führen zu veränderter Wirbeldynamik und zu Arthrosen und Wurzelkompressionen (Neuralgie von C2, L5, S1; s. S. 27). Am cervicooccipitalen Übergang kommt es dabei öfter als am lumbosacralen gleichzeitig zu Fehlbildungen des Nervensystems (spinale Cysten, Syringomyelie, Hydromyelie).

Congenitaler Blockwirbel (Abb. 24a *2*)

Diese Fehlbildung besteht aus einer Fusion der Wirbelkörper mit oder ohne partielle oder totale Fusion der betreffenden Wirbelbögen. Der cranio-caudale Durchmesser eines Blockwirbels entspricht der Summe der Höhenausdehnungen der betroffenen Wirbelkörper und ihrer korrespondierenden Bandscheibe. Im Gegensatz dazu ist bei erworbenem Blockwirbel dieser Durchmesser kleiner als die Summe der Höhenausdehnungen zweier normaler Wirbelkörper und ihrer Bandscheibe. Auch kommt es bei erworbener Blockbildung zur Fusion nur der Wirbelkörper und nicht der Wirbelbögen. Die *Klippel-Feil*-Fehlbildung ist eine totale Fusion aller cervicalen Wirbel zu einem einzigen Knochen, in dessen Kanal man eine fehlgebildete Medulla vorfindet (Abb. 24a *3*).

Wirbel bei Spondylolyse

Diese Fehlbildung ist leicht erkennbar (Abb. 3h u. 21b) und führt evtl. zur Spondylolisthesis (S. 105).

Wirbel bei Stenose des Spinalkanals

Eine congenitale oder erworbene Spinalkanalstenose führt zu einem reduzierten Durchmesser des Kanals und kann dadurch im Röntgenbild erkannt werden. Zusätzlich gibt es morphologische Veränderungen an den Wirbeln, so z. B. die Hypertrophie des Wirbelbogens (Pediculus, Gelenkfortsätze, Laminae). Wir werden später noch auf die cervicalen und lumbalen Stenosen zurückkommen (Abb. 3d, 3j u. 3k – s. S. 125).

Wirbel bei Spina bifida und Rachischisis

Bei Spina bifida fehlt die mediane Fusion zwischen dem linken und rechten Teil des Wirbelbogens, der dadurch offen bleibt. Es gibt sehr viele nicht pathogene Fälle, die nur aus einem solchen medianen Defekt bestehen, besonders am unteren oder oberen Ende der Wirbelsäule (Abb. 24a *4*). Es gibt aber auch schwere Fälle, die als „Spina-bifida-Krankheitsbild" bezeichnet werden und bei denen es schwerwiegende Fehlbildungen des Nervensystems gibt, speziell Hernien von Hirnhäuten, Wurzeln oder der Medulla, und die als Meningocelen oder Myelomeningocelen schon beim Neugeborenen zu finden sind.

In anderen Fällen bleibt die mediane Fusion des ventralen Teils, also des Wirbelkörpers, aus und wird dann als status dysraphicus oder Rachischisis bezeichnet (Fehlbildung der Chorda dorsalis). Es kommt in diesen Fällen zu Halbwirbeln (Hemivertebrae) oder zu Schmetterlingswirbeln (Abb. 24a *5*) mit Hypoplasie der medianen Teile des Wirbels.

Abgeflachter Wirbel (Platyspondylie)

Diese Anomalie kann die ganze Wirbelsäule befallen bei schwerwiegenden congenitalen Chondrodystrophien (mangelhafte Knorpelverknöcherung des Kinderskeletts). Es gibt auch monovertebrale Formen bei erworbenen Abflachungen des Wirbelkörpers (Metastasen, Abb. 23 *15*), bei Abflachung durch Fehlbildung, durch Osteochondritis localisata (Krankheit des knorpeligen Wirbels beim Kind mit gestörter Verknöcherung, die auch als Vertebra plana oder Morbus *Calvé* bezeichnet wird,) sowie beim Kretinismus congenitale Hypothyreose – Abb. 28a *4*).

Megawirbel (Riesenwirbel)

Verschiedene Krankheitsbilder führen zu vergrößerten Wirbeln:
- Morbus Paget (Abb. 23 *36* u. *37*),
- Wirbelkörpercyste,
- Tabes (Abb. 24a *7*),
- Fehlbildung ohne Knochenstrukturveränderung (Abb. 24a *8*).

Asymmetrischer Wirbel

Er wird als leichte Form eines Halbwirbels angesehen (Abb. 24a *6*).

Halbwirbel (Hemivertebra)

Siehe die Beschreibung S. 117 und Abb. 24a *5*.

Dolicho- oder Turrivertebra

Der cranio-caudale Durchmesser des Wirbelkörpers ist zu groß (Abb. 24a *10*). Durch die zu starke Entwicklung des Wirbelkörpers kommt es zur Hypoplasie der benachbarten Bandscheiben (Abb. 24a *11*).

Wichtigste Krankheiten der knöchernen Wirbelsäule

Axiale Krümmungen

Bei einer normalen Wirbelsäule gibt es physiologische Krümmungen, d. h.
- eine cervicale Lordose,
- eine thorakale Kyphose,
- eine lumbale Lordose.

Diese sind nur im Seitenbild sichtbar, während in sagittaler Projektion die Wirbelsäule eine geradlinige Achse hat. Man kennt pathologische Krümmungen, die verschieden bezeichnet werden, je nachdem, ob es sich um eine Umkehrung oder um eine Verstärkung der normalen Krümmung handelt.

Krümmungsumkehr
Kyphose: entgegengesetzte Krümmung einer physiologischen Lordose (cervical und lumbal),
Lordose: im thorakalen Segment,
Starre: in allen Segmenten.

Verstärkung der normalen Krümmung
Hyperlordose: Verstärkung einer physiologischen Lordose (cervical und lumbal),
Hyperkyphose: Verstärkung der physiologischen thorakalen Kyphose,
Gibbus-Bildung: herausstehender lokalisierter „Buckel", der von einigen deformierten Wirbeln gebildet wird (Keilwirbel, Morbus Pott) (Abb. 24a 7).

Im sagittalen Strahlengang gibt es axiale Verkrümmungen, die man Skoliosen nennt und die durch ihre Konvexität oder Konkavität gekennzeichnet sind: rechtskonvexe thorakale Skoliose, linkskonvexe cervicothorakale Skoliose usw.. Eine Skoliose erzeugt meistens eine Kompensationskrümmung, die entgegengesetzt verläuft, z. B. rechtskonvexe thorakale Skoliose mit linkskonvexer lumbaler Kompensationsskoliose usw.

Es gibt viele Arten einer Skoliose, auch was die Ursache anbelangt. Für den Allgemeinmediziner ist es ausreichend, zwei Situationen zu unterscheiden:

Funktionsskoliose oder reduzierbare skoliotische Haltung. Man wird hier die Ursache nicht nur an der Wirbelsäule suchen: Asymmetrie des Beckens, ungleich lange Beine, Discushernien, paravertebrale Läsionen

Es gibt jedoch auch Ursachen, die der Röntgenuntersuchung entgehen: berufsbedingte Haltungen, sehr einseitige Sportübungen, einseitige sensorische Ausfälle wie Taubheit und Strabismus.

Organisch fixierte Skoliosen. Bekannte Ursachen
Myogene: Fehlbildungen, Entzündung oder Degeneration der Muskeln (Myopathie).
Neurogene: einseitige Lähmung im paravertebralen Gebiet.
Thoracogene: Fehlbildungen, Fehlstellungen und Dysfunktion des costovertebralen Skelets.

Vertebrogene: Hier führt die Röntgenuntersuchung zur Diagnose:
- erworbene einseitige Wirbelzerstörung,
- durch das Wachstum entstandene Wirbelasymmetrie (Morbus Scheuermann) (Abb. 23 *35*);
- fehlgebildete Wirbelkörper: Keilwirbel, Halbwirbel, einseitige Übergangsfehlbildung u. a.

Unbekannte Ursache („idiopathische Skoliose"). Hier wird eine „Chordopathie" angenommen, d. h. eine gestörte Induktion der Wirbelsäulenentwickelung durch die abnorme Chorda dorsalis.

Röntgenuntersuchung. Sie wird jedem Einzelfall angepaßt:
Wirbelsäule in toto (Morton 1897). Diese Aufnahme dient nicht der Röntgenanalyse einzelner Wirbel, sondern dient dazu, den Krümmungsgrad zu messen und die Entwicklung während und nach verschiedenen therapeutischen Maßnahmen zu beobachten.

Röntgenuntersuchung der Segmente. Dies ist die häufigste Methode der Röntgenuntersuchung, wobei das cervicale, thorakale oder lumbale Segment, gelegentlich auch die Übergangsregionen, separat geröntgt werden. Auf diesen Bildern kann man die Skoliose „messen", indem man eine der beiden einfachen Meßmethoden benützt:

Methode von Lippmann-Cobb (Abb. 25 a). Man bestimmt die „neutralen" Wirbel oberhalb und unterhalb der Krümmungsspitze. Im Schnittpunkt der Vertikalachsen dieser beiden Wirbel entsteht ein Winkel, der den Grad der Skoliose veranschaulicht.

Methode von Ferguson-Risser (Abb. 25 b). Vom Mittelpunkt der neutralen Wirbel werden Linien zum Mittelpunkt des Scheitelwirbels gezogen. Der Schnittpunkt dieser Linien ergibt den Scheitel eines Winkels, der den Krümmungsgrad der Skoliose anzeigt.

Röntgenuntersuchung eines oder mehrerer Wirbel. Diese Untersuchung soll die Morphologie eines speziellen Wirbels oder Wirbelpaares genauer darstellen; neutrale Wirbel, Scheitelwirbel oder Wirbel, die auf der Übersichtsaufnahme verändert erscheinen. Diese Aufnahmen erlauben es, die Asymmetrie eines Wirbelkörpers zu charakterisieren, indem man eine einfache Winkelmeßmethode (Abb. 25 c) oder die Cobbsche Gittermethode benützt (Abb. 25 d). Die Rotation eines Wirbels wird durch die Situation des Dornfortsatzes im sagittalen Strahlengang ge-

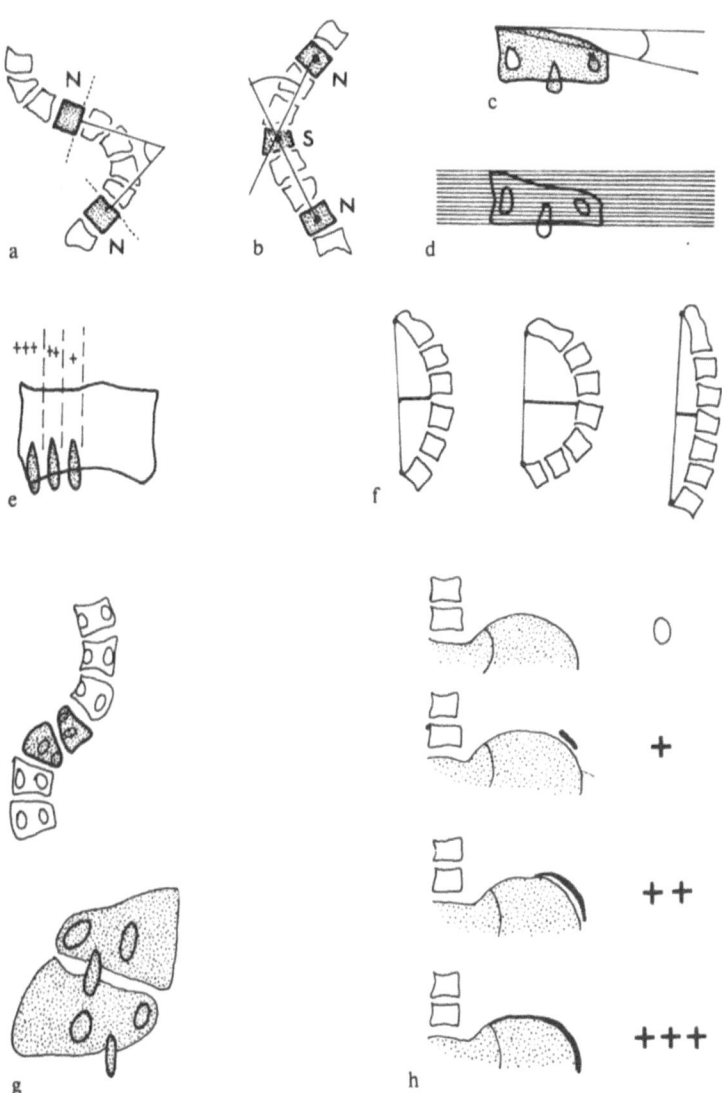

Abb. 25a–h. Meßmethode bei Skoliosen: **a** Methode von Lippmann-Cobb (s. Text), **b** Methode von Ferguson-Risser (s. Text), **c** Winkelbestimmung, **d** Methode von Cobb, **e** Lokalisation des Dornfortsatzes im Frontalbild des Wirbels, **f** Methode von Arlet zur Messung der Lordose (normal-hyper-hypo). **g** Am Inversionspunkt der Krümmungen besteht bei zwei benachbarten Wirbeln eine entgegengesetzte Rotation. **h** Methode von Risser für die orientierende Bestimmung des Knochenalters beim Jugendlichen

kennzeichnet. Man wird dazu drei Grade unterscheiden, je nachdem, ob der Dornfortsatz im ersten, zweiten oder dritten Drittel einer Wirbelkörperhälfte liegt (Abb. 25e).

Röntgenologische Untersuchung des Knochenalters kann z. B. nach der Methode von Risser erfolgen. Um die verbliebenen Wachstumsreserven eines skoliotischen Patienten zu bestimmen, untersucht man die Darmbeinschaufel (o): der sekundäre Ossifikationskern der Darmbeinschaufel erscheint (+) bei Mädchen früher (mit 13 Jahren) als bei Knaben (mit 15 Jahren), er ist beim Mädchen bereits mit 14 Jahren vollständig entwickelt (++), beim Knaben erst mit 16 Jahren. Die Verschmelzung des Kerns mit dem Os ilium ist beim Mädchen mit 14 Jahren (+++), beim Knaben mit 18 Jahren abgeschlossen (Abb. 25h).

Lokalisation des Scheitelpunktes. Zwischen den zwei Wirbeln, die am stärksten entgegengesetzt rotiert sind, liegt eine Bandscheibe, die den Scheitelpunkt der Skoliose darstellt (Abb. 25g).

Der Grad einer Skoliose. Mit der Methode des Komplementwinkels (Abb. 25a) von Lippmann-Cobb ist es möglich, den Schweregrad der Skoliose zu bestimmen:
– leichte Skoliose: unter 30°,
– mittelschwere Skoliose: 30 bis 60°,
– schwere Skoliose (chirurgische Behandlung): über 60°.

Sagittale Krümmungen. Diese im lateralen Strahlengang erscheinenden Krümmungen können durch die Messung der „Bogensaite" gekennzeichnet werden (Abb. 25f). So werden z. B. Hyper- und Hypolordosen, Hyper- und Hypodyphosen wie auch Starren mit der Methode von Arlet gemessen, d. h. es wird die Verbindungslinie („Bogensaite") zwischen den beiden Krümmungsendpunkten bestimmt und eine Senkrechte auf der „Bogensaite" errichtet, die den Scheitelwirbel schneidet.

Verletzungen (S. 109)

Geschwülste

Wirbelsäulentumoren sind in der Hauptsache Metastasen. Wir sahen bereits die röntgenologischen Zeichen solcher Tumoren:
– Elfenbeinwirbel (S. 111),
– zertrümmerter „Fladenwirbel" (S. 110 u. 111),
– abgeflachter keilförmiger Wirbel (S. 109).

Außer diesen metastatischen Tumoren gibt es auch primäre Wirbelkörpertumoren:
- alle spezifischen Knochentumoren wie Osteome, Fibrome, Lipome, Knochencysten, Sarkome;
- Riesenzelltumoren und aneurysmatische Cysten;
- Plasmocytome, Geschwülste bei Lymphogranulomatose (Morbus *Hodgkin*).

Entkalkende Krankheiten
Sie haben in den metabolischen und rheumatischen Krankheiten ihren Ursprung und vermindern die Tragkraft der Wirbelsäule. Dadurch entstehen bei Belastungen sowohl Wirbeldeformierungen und -abflachungen als auch pathologische Krümmungen: Kyphosen, Lordosen und Skoliosen. Unter diesen vielfältigen Krankheitsbildern wollen wir einige näher betrachten:

Osteoporose und Osteomalacie des Klimakteriums. Diese endokrin-metabolische Dystrophie ist für starke Wirbelsäulenschmerzen und für folgende röntgenographischen Zeichen verantwortlich:
demineralisierte Wirbelkörper mit Aussparungen und reticulärer Struktur,
zusammengesinterte Wirbelkörper,
Fischwirbel.

Polyarthritis. Sie erzeugt sehr starke Entkalkungen, die im Gebiete der Wirbelsäule zu folgenden röntgenographischen Veränderungen führen:
demineralisierte Wirbel, besonders an den Gelenkflächen, d. h. mit Vorliebe an den Gelenkfortsätzen der Wirbelbögen (Abb. 23 *24*);
Subluxationen, Luxationen und Dislokationen durch rheumatische Zerstörungen an Gelenkkapseln und Bändern. Das klassische Beispiel ist das des Ligamentum transversum (Abb. 21a). Diese Dislokationen führen zu Kompression oder Dehnung der intracanalären Nervenstrukturen (Medulla, Wurzeln, Arterien).
Hyperostosen an Kapseln, Bändern und in den paravertebralen Weichteilen.

Spondylarthritis ankylopoetica. Diese ancylosierende Krankheit hat beinahe spezifische Röntgenzeichen:
die Lokalisation an der Wirbelsäule und an den Ileosacralgelenken,
die Entkalkung, die mit Hypertrophie und Hyperostose vergesellschaftet ist: squarring (Abb. 23 *26*), Syndesmophyten (Abb. 24c) und knochenzerstörende Gelenkprozesse an den Gelenkfortsätzen der Wirbelbögen.

Entkalkung bei Morbus von Recklinghausen (Adenom der Nebenschilddrüse). Sie befällt die ganze Wirbelsäule und führt zur Diagnose dieser Krankheit.

Entkalkung bei Morbus Cushing und Hypercorticismus verschiedenen Ursprungs. Die Wirbel sind am Entkalkungsprozeß beteiligt.

Entkalkung bei Infektionen. Spondylitis und Spondylodiscitis (Abb. 23)

Verschiedenartige Entkalkungsprozesse bei endokrin-metabolischen Prozessen
- Stoffwechselstörung des Calcium-Phosphorhaushaltes durch Nieren-, Darm-, Hypophysen-, Schilddrüsenerkrankungen;
- die Entkalkung bei Immobilisation, Comata, Traumen u. a.

Krankheitsbilder mit Verdichtung und Hypertrophie der Wirbel

Erhöhte Knochendichte. Das klassische Beispiel ist der Elfenbeinwirbel (Abb. 23). Sind die Verdichtungen generalisiert, so handelt es sich um eine Osteopetrose Albers-Schoenberg, die durch Zerbrechlichkeit der Knochen mit häufigen Frakturen charakterisiert ist.

Einzelne Verdichtungskerne im Wirbelkörper sind meistens Metastasen, die sich ziemlich schnell zu größeren knochenzerstörenden Prozessen entwickeln.

Knochenhypertrophien.
Morbus Paget (Rahmenwirbel) (Abb. 23),
Spondylarthritis ancylopoetica (Kastenwirbel) (Abb. 23),
verschiedene gutartige Geschwülste, die den Wirbelkörper auftreiben: Fibrome und Cysten.

Hyperostosen. Das beste Beispiel einer paravertebralen Hyperostose ist der Morbus Forestier (Abb. 24).
Verdichtung mit Hypertrophie. Außer bei seltenen Metastasen gibt es diese Kombination bei Morbus Paget. Dabei kommt es außerdem zu flocken- oder watteartigen Knochenstrukturen.

Krankheitsbilder, die den Wirbelkörper deformieren

Viele Störungen des Wachstums führen auch zu deformierten Wirbelkörpern.
Dysplasien, spondylo-epiphysäre, spondylo-metaphysäre oder sogar spondylo-metaepiphysäre. Diese chondrodystrophischen Krankheitsbilder manifestieren sich nicht nur an der Wirbelsäule, an der die Wirbel

grotesk verformt sind (Abb. 28a *1*), sondern auch an den Meta- und Epiphysen der langen Röhrenknochen.
Die cheirolumbale Dysostose, bei der es zur Verkürzung von Metacarpalia oder Phalangen oder von beiden kommt kommt (Brachycheirie) und auch zu einer konstitutionellen Stenose des Lumbalkanals.
Stoffwechselkrankheiten, wie Mucopolysaccharidosen, Mucolipidosen und andere, bei denen es zur Bildung von sog. Hammerwirbeln kommt (Abb. 28a *2*).
Die Achondroplasie, bei der die Wirbel flach oder rund erscheinen (Abb. 28a *3*). Bei dieser Krankheit gibt es auch eine Stenose des Wirbelkanals an den unteren Lendenwirbeln.
Das Myxödem des Jugendlichen führt zum Ossifikationsstillstand je nach Intensität des Hormonausfalls.
Morbus Calvé (aseptische Knochennekrose), die bei Kindern zwischen zwei und fünf Jahren vorkommt und zu einer Platjspondylie oder Vertebra plana („Fladenwirbel") führt, wobei der Wirbel nach einigen Monaten oder Jahren wieder normal verknöchert (Abb. 28a *4*).

Anomalien des Spinalkanals

Congenitale (konstitutionelle) Stenosen. Im cervicalen Segment kommt es durch die Unterentwicklung (Hypoplasie) des Wirbelbogens zu einem zu engen Spinalkanal (cervicale Kanalstenose, Abb. 3d), während wir an den unteren Lendenwirbeln meist eine Kanalstenose auf Grund einer Knochenhyperplasie des hinteren Wirbelbogens vorfinden. Hypoplasie und Hyperplasie können jedoch in jedem Segment vorkommen und einen oder mehrere Wirbel befallen (monovertebrale, bivertebrale, paucivertebrale, segmentäre oder diffuse Kanalstenose). Bei Achondroplasie oder bei cheirolumbaler Dysostose findet sich eine lumbale Kanalstenose. Röntgendiagnostisch wird man auf die interpediculäre Distanz achten, die im Lendenbereich normalerweise von L1 bis L5 zunimmt. Bei einer Stenose bleibt diese Distanz unverändert oder nimmt sogar von cranial nach caudal ab (Abb. 3j, k). Messungen des transversalen oder antero-posterioren Durchmessers im Lumbalbereich sind auf Grund der großen Variationen praktisch von geringem Interesse.

Im cervicalen Bereich hingegen wird man zumindest den sagittalen Durchmesser des Spinalkanals in Höhe jedes Wirbelkörpers bestimmen (Abb. 3b, c). Selbstverständlich muß dabei die Röntgenvergrößerung in Betracht gezogen werden. Die Normalwerte sind folgende:

Ventrodorsaler Durchmesser des Cervicalkanals

	Minimum	Durchschnitt	Maximum
C1	16,9	20,3	23,7
C2	14,1	17,8	21,4
C3	12,2	15,8	19,4
C4	12,3	15,1	17,9
C5	12,1	14,9	17,7
C6	11,7	14,5	17,3
C7	11,6	14,3	17,1

Erworbene Stenosen. Hypertrophien und Hyperostosen der Wirbelbögen führen zu progressiven Verengungen am Wirbelkanal. So werden z. B. die Osteophyten am hinteren Wirbelkörperrand zu pathogen wirkenden Gebilden. In vielen Fällen handelt es sich dabei um Bandscheibenvorfälle, die verknöchern, in den Wirbelkanal hineinragen und Kompressionen der Medulla bewirken. Diese „harten Hernien" haben einen um so größeren pathogenen Wert, je enger der Kanal ist, d. h. je weniger Platz für solche Prolapse vorhanden ist. Auf diese Weise kommt die cervicale Myelopathie (Abb. 28) zustande, d. h. durch eine progressive Verengung des cervicalen Kanals durch vertebragene Wucherungen in einem konstitutionell zu engen Wirbelkanal. Im lumbalen Segment kommt es auch zu Schmerzen und Ischias, die bei längerem Stehen oder Gehen auftreten. Diagnostische Hinweise auf eine Lumbalstenose ergeben sich durch die schwierig durchzuführende Lumbalpunktion (verengte Subarachnoidalräume) und vor allem durch die Radiculosaccographie, die die engen Grenzen des Kanals aufzeigt.

Erweiterungen des Spinalkanals. Diese Röntgenanomalie gibt es vor allem beim Kinde, während sie beim Erwachsenen auf eine schon im Kindesalter erworbene Affektion hinweist.
- Die *Dysraphien* mit Halbwirbeln gehen oft mit einer *Diastematomyelie* einher, d. h. einer Verdopplung der Medulla, die im Lendengebiet fixiert bleibt. In diesen Fällen findet man oft einen knöchernen Dorn im Wirbelkanal, der sagittal angelegt ist und für die Verdopplung verantwortlich sein soll.
- Abgesehen von der nicht pathogenen, leichten Kanalerweiterung gibt es im cervicalen Abschnitt folgende pathologische Veränderungen: Die Fehlbildung von Arnold-Chiari (Abb. 20). Der ventrodorsale obere Durchmesser des cervicalen Kanals ist ebenso vergrößert wie das Foramen Magnum.

Die *Hydromyelie* ist eine congenitale und progressive Erweiterung des cervicalen Kanals (Ependymkanal) und der Medulla. Diese Krankheit entwickelt sich im spinalen Gebiet wie der Hydrocephalus im cranialen Gebiet. Die häufigste Form kommt cervical vor.

Um die Erweiterung des Wirbelkanals zu erkennen, wird man den ventrodorsalen Durchmesser bestimmen (S. 126). Außer der Hydromyelie gibt es seltene Geschwülste wie *Ependymome* und *Meningeome*, die im Kindesalter zur Erweiterung des Spinalkanals führen können.

- Im *lumbalen Segment* ist die Wirbelkanalerweiterung selten. Man sieht solche Erweiterungen bei Lipomen, Teratomen und bei Riesenneurinomen des Morbus von Recklinghausen.
- Im *thorakalen Segment* kommt es zu Erweiterungen nicht nur durch Hydromyelie und Teratome, sondern auch durch neuro-enterogene Cysten.

Bandscheibenkrankheiten

Außer bei den zwei ersten Wirbeln, d. h. außer bei C0–C1 und C1–C2 gibt es zwischen den Wirbeln eine Bandscheibe, die den Raum zwischen den Wirbelkörpern ausfüllt und als Stoßdämpfer an der Wirbeldynamik teilnimmt. Veränderungen an den Bandscheiben sind viel häufiger als an den Wirbeln, besonders was die mechanischen Veränderungen betrifft, denn die Wirbel liegen ja nur an den Gelenkfortsätzen aufeinander.

Bandscheibendegeneration. Die gewölbten Bandscheibenlamellen liegen um den Nucleus pulposus herum und können brechen, so daß sich der Nucleus frei im Zwischenwirbelraum verteilt. Das System der Bänder verschließt jedoch den Zwischenwirbelraum, so daß es zu keinerlei paravertebralen Arthrosen kommt, so lange beide Wirbel fest im Bereich ihrer Gelenkfortsätze fixiert sind. Röntgenographisch ist diese Anomalie unsichtbar (Abb. 27a *2*). Erst wenn die Gelenke wegen der Bandscheibenläsion leicht subluxiert stehen, führt dies zur Höhenreduktion des Zwischenwirbelraumes (d. h. zur Chondrose). In diesem Falle (Abb. 27a *3*) kommt es auch zur Stenose des entsprechenden Foramen intervertebrale und zur progressiven Entwicklung einer Arthrose der hinteren Wirbelgelenke.

Osteochondrose. In diesen Fällen ist die Bandscheibenläsion die Ursache, die zu arthrotischen Veränderungen mit typischen Röntgenzeichen führt (Abb427a *4*), d. h. zu unregelmäßigen Abschlußplatten der Wirbel mit subchondraler Sklerosierung, Osteophyten (Spondylophyten) am vorderen, hinteren und lateralen Wirbelkörperrand und Arthrose an den Gelenkfortsätzen (Spondylarthrose).

Abgedeckte „harte" Bandscheibenhernie. Es besteht in diesem Falle sowohl eine Bandscheibenläsion als auch eine Osteochondrose. Das Ligamentum longitudinale posterius läßt einen geringen Bandscheibenprolaps zu, der verknöchert und zu einer harten, sich in den Spinalkanal vorwölbenden Masse führt (Abb. 27a 5).

Bandscheibenprotrusion. Im Gegensatz zur „harten" Hernie (s. o.) oder zur größeren „weichen" Hernie (s. u.) gibt es Veränderungen, die zwischen diesen Extremfällen liegen. Es handelt sich um gut abgedeckte, kleine weiche Hernien, die reversibel sind.

Gewöhnliche Discushernie. Ein mehr oder weniger großer Teil der Bandscheibe luxiert unter das Ligamentum (abgedeckte Hernie) oder auch durch das Ligamentum hindurch in den Spinalkanal. Diese weiche Hernie liegt median, paramedian oder lateral, kommt oft an den unteren Lendenwirbeln vor und führt zur Kompression der L5- oder S1-Wurzel mit Ischias (Abb. 27a 6 u. 7).

Freie Discushernie. Nicht selten kommt es zur Luxation der ganzen Bandscheibe oder des größten Teils einer Bandscheibe in den Spinalkanal. In diesen Fällen ist die Bandscheibe nicht mehr mit den Abschlußplatten der Wirbelkörper verwachsen und vom Periost abgelöst. Wegen des großen Volumens einer solchen Hernie kommt es zur Kompression mehrerer oder sämtlicher Wurzeln (Cauda-equina-Syndrom). Die Diagnose durch die Radiculosaccographie ist leicht und erlaubt es, die Indikation zur chirurgischen Diskektomie zu stellen (S. 130).

Discitis. Verschiedene Infektionskrankheiten können die Bandscheibe befallen. Beim Kind kommt es zur isolierten Discitis, die sich röntgenologisch, solange die Wirbelkörper nicht befallen sind, lediglich als Verschmälerung eines Zwischenwirbelraums zu erkennen gibt. Bei Spondylodiscitis hingegen ist auch der Wirbelkörper in Mitleidenschaft gezogen, so daß die Veränderungen im Röntgenbild vielfältiger sind (Abb. 23): Entkalkung, Usuren, unregelmäßige Abschlußplatten, reduzierter oder aufgehobener Zwischenwirbelraum, verdickte paravertebrale Weichteile, evtl. mit spindelförmiger Verschattung.

Abb. 26. a Myelographie mit Gas oder jodhaltigem Kontrastmittel: Die Medulla wird konventionell im sagittalen Strahlengang und mit einer seitlichen Tomographie dargestellt. **b** Radiculosaccographie im Gebiete der Cauda equina. Die Wurzeln werden durch ihre mit wasserlöslichem Kontrastmittel gefüllten Wurzelta-

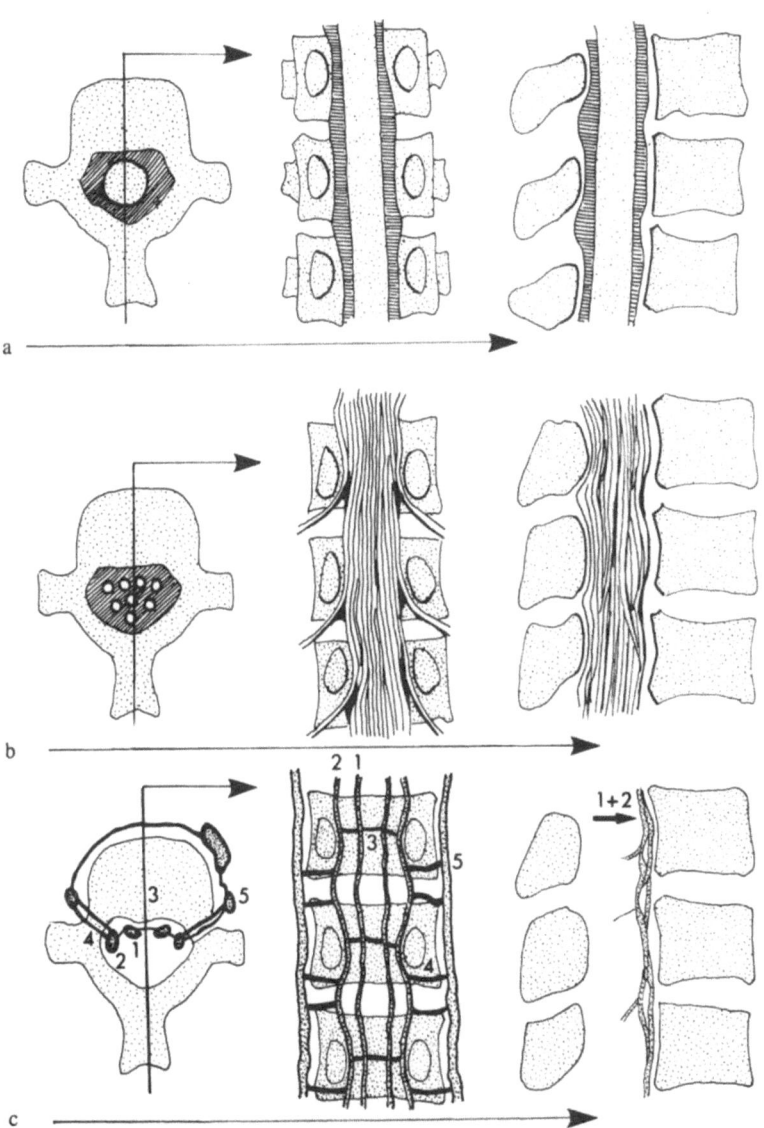

schen sichtbar (auf Aufnahmen im sagittalen und seitlichen Strahlengang mit und ohne Schichtung). Unter jeder Bogenwurzel sieht man eine Wurzel abgehen.
c Spinale Phlebographie: *1* vordere mediale epidurale Vene, *2* vordere laterale epidurale Vene, *3* transversale Vene, *4* Vene des Foramen intervertebrale, *5* ascendierende Lumbalvene

Wichtigste Krankheiten der Organe im Wirbelkanal (Rückenmark, Wurzeln, Häute, Arterien, Venen)

Die vier Hauptuntersuchungen mit Kontrastmittel

Außer den statischen und dynamischen Nativaufnahmen, der Tomographie und der Computertomographie wird je nach Bedarf eine der folgenden Kontrastmitteluntersuchungen durchgeführt:

Myelographie. Es ist dies eine Röntgenuntersuchung der subarachnoidalen Räume des cervicalen und thorakalen Wirbelsäulensegmentes. Nach lumbaler, suboccipitaler oder laterocervicaler Kontrastmittelinjektion kommt die Begrenzung der Medulla zur Darstellung (Abb. 26a). Das Kontrastmittel kann Gas (Luft), Jodöl oder besser ein wasserlösliches Jodkontrastmittel sein. Dabei werden folgende Feststellungen gemacht:
- normale Medulla (Abb. 26),
- atrophische Medulla (Abb. 28),
- hypertrophische Medulla (Abb. 28),
- komprimierte Medulla (Abb. 27) mit
  partiellem Stop,
  komplettem Stop.

Radiculosaccographie (gelegentlich auch Myelographie genannt) ist eine Röntgenuntersuchung der lumbalen Subarachnoidalräume, wobei nach lumbaler Injektion eines wasserlöslichen, positiven Kontrastmittels (Jodsalz) die Wurzeltaschen dargestellt und folgende Befunde erhoben werden können:
- ein normales Bild des Wurzelbündels der Cauda equina (Abb. 26b),
- eine monoradiculäre Kompression,

Abb. 27. a Verschiedene Bandscheibenläsionen: *1* normale Bandscheibe, *2* unsichtbare Bandscheibenläsion, *3* Verschmälerung des Spaltes zwischen zwei Wirbelkörpern und Einengung des Foramen intervertebrale durch eine das Bandscheibenvolumen reduzierende Läsion; *4* Osteochondrose mit Verdichtung der Wirbelkörperabschlußplatten (subchondrale Sklerosierung) und Osteophyten, *5* abgedeckte Bandscheibenhernie, *6* Bandscheibenhernie (Radiculosaccographie in lateraler Projektion), *7* Bandscheibenhernie im Frontalbild einer Radiculosaccographie, *8* Bandscheibenhernie im frontalen und lateralen Bild einer lumbalen Phlebographie. **b** Intramedullärer Tumor im lateralen und frontalen Bild einer Myelographie mit jodhaltigem Kontrastmittel; **c** extramedullärer Tumor im lateralen und frontalen Bild einer Myelographie mit jodhaltigem Kontrastmittel

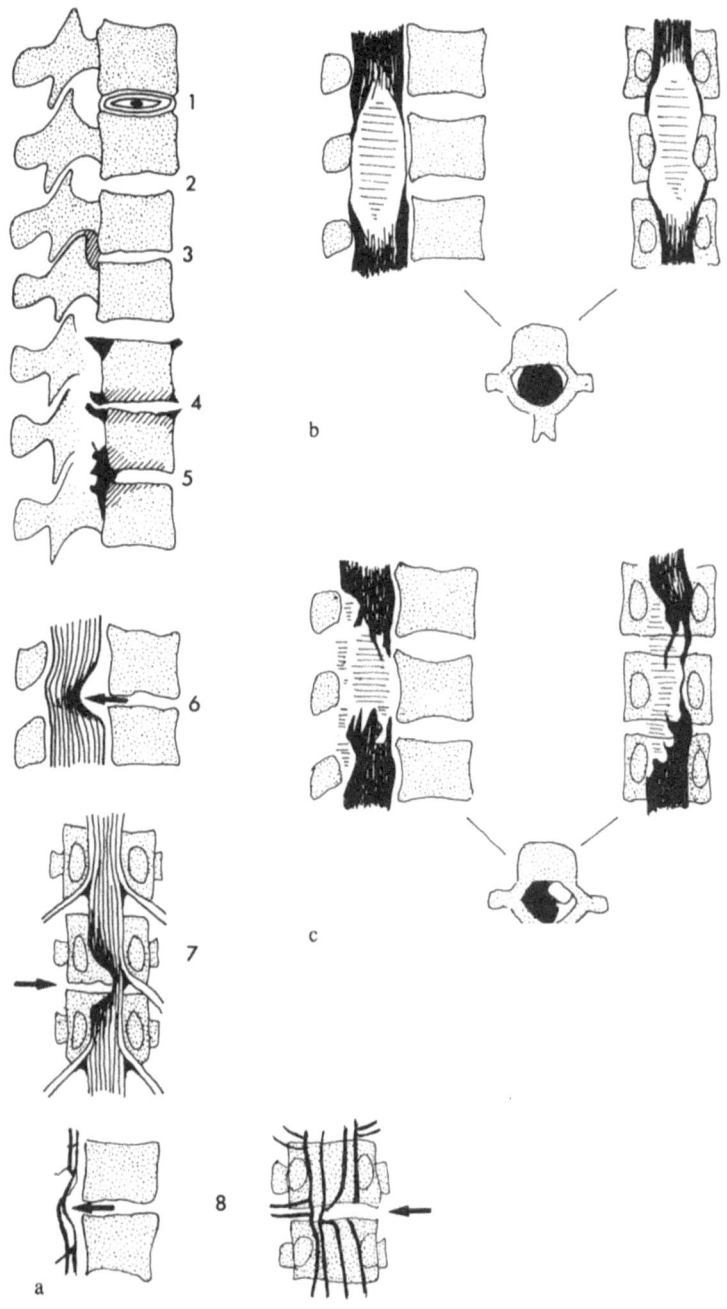

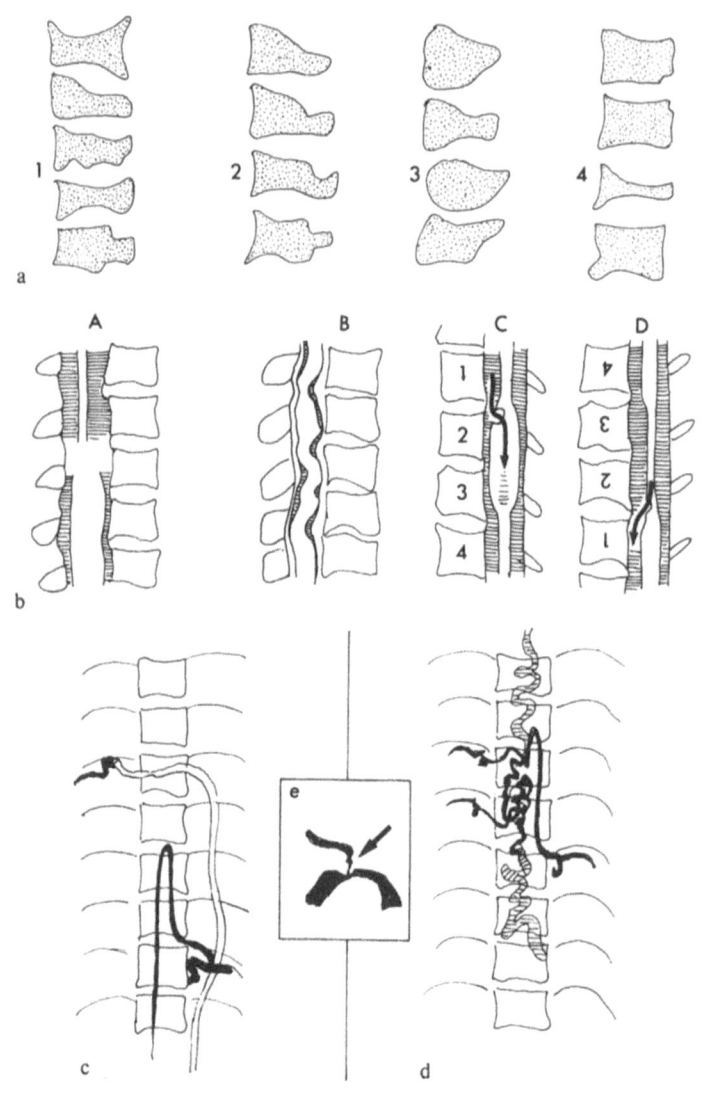

Abb. 28. a Deformierte Wirbelkörper: *1* groteske Formveränderungen der Wirbelkörper bei spondyloepiphysären Dysplasien, *2* hammerförmige Wirbelkörper bei Mucopolysaccharidosen, *3* abgerundete Wirbelkörper bei Achondroplasie, *4* Platyspondylie oder Vertebra plana (Morbus Calvé). **b** Myelographie: *A oben:* spinale Atrophie, *unten:* verdickte Medulla; *B* Einkerbungen und Verformung der Medulla durch Knochenleisten und Bandscheibenhernien (cervicale Myelo-

- eine Kompression mit Unterbrechung aller oder beinahe aller Wurzeln durch eine freie, in den Kanal luxierte Bandscheibe oder durch einen Tumor (Abb. 27).

Spinale Angiographie ist die Röntgenuntersuchung der Arterien und Venen des spinalen Nervensystems (Medulla und Wurzeln) nach intraarterieller Injektion eines wasserlöslichen Jodkontrastmittels. Mit der Seldinger-Technik werden nach Punktion der Arteria femoralis selektiv die Arterien nach folgendem Schema katheterisiert:
für das cervicale Segment: Subclavia, Vertebralis, Truncus costo- und thyreocervicalis,
für das thorakale Segment: Arteriae intercostales,
für das lumbale Segment: Arteriae lumbales.

Mit dieser Untersuchung (Abb. 28c) kann man die feinen spinalen Arterien (Arteria spinalis anterior und posterior) darstellen. Besonders wichtig ist die Arteria Adamkiewicz, die Hauptarterie des lumbalen Segmentes des Rückenmarks (unterer dorsaler Wirbelbereich). Man sucht nach:
- Ostium- (am Gefäßabgang) und segmentären Stenosen (Atherom (Abb. 28),
- Unterbrechungen (Thrombosen),
- arteriovenösen Fisteln (Abb. 28),
- der Vascularisation von bereits durch Myelographie festgestellten Läsionen (Tumoren).

Spinale Phlebographie. Von der Vena femoralis aus wird ein Katheter in die Vena lumbalis ascendens und ihre Äste (für den lumbalen Bereich) oder in die Vena vertebralis (für den cervicalen Abschnitt) eingeführt. Dadurch lassen sich folgende Venensysteme durch Kontrastmittelinjektion darstellen (Abb. 26c):
- epidurale longitudinale Venen, die einen paramedianen und lateralen Verlauf haben,
- transversale Venen,
- Venen des Foramen intervertebrale, die lateral als Wurzelsatelliten in die Vena lumbalis ascendens fließen.

---

graphie); *C* u. *D* intraspinale Cyste mit Auffüllungsstellung (*C*) und Entleerungsstellung (*D*). **c** Spinale Angiographie: *oben:* angefärbte Arteria intercostalis, aus der die radiculospinalen Arterien hervorgehen; *unten:* Arteria Adamkiewicz (Haarnadelform). **d** Arteriovenöses Aneurysma (Angiom), das durch die Arteria Adamkiewicz ernährt und von dicken Venen drainiert wird. **e** Ostiumstenose (Atherom am Ursprung einer Arterie)

Diese Untersuchung wird durchgeführt zur Diagnose von Venenkompressionen und Thrombosen, besonders jedoch zur Lokalisation von lateralen Discushernien im cervicalen und lumbalen Bereich (Abb. 27a).

Chiari-Fehlbildung

Sowohl bei lumbaler Meningomyelocele als auch isoliert kann man diese Fehlbildung antreffen. Sie besteht aus Verlagerungen der cerebellaren Strukturen der Tonsillen in den oberen Cervicalkanal (S. 95 u. Abb. 20d).

Tumoren der Medulla

Diese Tumoren bedingen eine Vergrößerung des Durchmessers der Medulla, die durch Myelographie (positive oder negative) dargestellt wird. Diese Medullavergrößerung ist nicht tumorspezifisch und muß in jedem Fall differentialdiagnostisch genauer analysiert werden:
- der intramedulläre Tumor zeigt eine spindelförmige Verformung der Medulla (Abb. 27b);
- der extramedulläre Tumor, der sich auch im Spinalkanal entwickelt, führt zur Medullakompression und ergibt ein anderes myelographisches Bild (Abb. 27c). Der Tumor liegt im vorderen, hinteren oder lateralen Teil des Kanals und verformt die Kontrastmittelsäule. Ein häufiges und charakteristisches Bild eines extramedullären Tumors ist im Frontalbild die Abdrängung des Kontrastmittels vom lateralen Kanalrand (Abb. 27c) im Gegensatz zum intramedullären Tumor, der das Kontrastmittel gegen den Kanalrand drückt (Abb. 27b).
- In bestimmten Fällen ist es notwendig, den Patienten unter Hochoder Tieflagerung des Kopfes zu untersuchen, um zu beweisen, daß eine intramedulläre, mit dem Subarachnoidalraum kommunizierende Cyste besteht (Abb. 28b). Durch die Stellungsänderung des Patienten kann man die Auffüllung und Leerung der Cyste beobachten. Bei nicht kommunizierender Cyste bleibt die spindelartige Verdickung der Medulla bei jeder Lagerung des Patienten bestehen und in ihrer Strahlentransparenz unverändert.

Kompression der Medulla

Wir haben bereits über die Röntgenuntersuchung des paraplegischen Patienten gesprochen (S. 18). Ziel der Röntgenuntersuchung ist es, das Bestehen einer Kompression der Medulla zu beweisen und deren crania-

len und caudalen Pol darzustellen. Der Radiologe wird dazu eine myelographische Methode wählen, d. h.:
- die Gasmyelographie, wenn es sich um ein klinisch komplexes und chronisches Krankheitsbild handelt,
- die positive Myelographie mit jodhaltigen Kontrastmitteln, wenn es sich um ein klinisch kompressionsverdächtiges oder um ein akutes Krankheitsbild handelt.

Krankheiten des Gefäßsystems der Medulla

Die spinale Angiographie ist die einzige Untersuchung, die zur genauen Diagnose dieser Krankheiten führt. Das gilt für akute spinale Anfälle wie für chronische progressive Paraplegien.

Das Atherom einer myeloradiculären Arterie befindet sich gewöhnlich am Ursprung der Arterie in der Arteria intercostalis und führt zu einer Stenose, aus der sich ein thrombotischer Verschluß entwickeln kann.

Die arteriovenöse Fehlbildung ist zwar seltener, muß aber trotzdem – wegen der Heilungschancen durch einen chirurgischen Eingriff – bei rezidivierenden Paraparesen und Paraplegien berücksichtigt werden. Diese Fehlbildung (Angiom) besteht aus mehreren sie versorgenden arteriellen Gefäßen, aus einer kompakten Masse von arteriovenösen Fisteln (dem Angiom) und aus mehr oder weniger varicösen Venen. Die Angiographie sämtlicher myeloradiculärer Arterien des cervicalen Bereiches ist notwendig, um ein solches Angiom genau mit allen seinen zu- und abführenden Gefäßen zu erkennen (Abb. 28). Das cervicale Segment wird durch die beiderseitige Angiographie der A. subclavia, des Truncus costo- und thyreocervicalis und der A. vertebralis untersucht. Das thorakale Segment erfordert die Angiographie aller Arteriae intercostales.

Seltener findet man ein Riesenaneurysma, ein Angioreticulom oder einen gefäßreichen Tumor.

Discushernien

Wir haben schon die Röntgentechnik besprochen (S. 130), d. h. die positive (mit einem öligen oder wasserlöslichen Jodpräparat) oder negative (mit Luft) Myelographie für das cervicale und thorakale Segment und die Radiculosaccographie mit einem wasserlöslichen Jodpräparat im lumbalen Segment. In den beiden ersten Segmenten bewirken Discushernien eine progressive spinale Kompression (chronische Myelopathie), und zwar öfter im cervicalen als im thorakalen Bereich. Viel häufiger sind Discushernien im lumbalen Bereich. Eine freie, in den Spinalkanal luxierte Bandscheibe bewirkt eine globale Wurzelkompression (Cauda-equina-Syndrom). Kleinere Hernien (Abb. 27a) beeinträchtigen eine einzelne oder mehrere benachbarte Wurzeln. So kann man folgende Lokalisationen unterscheiden:

L3–L4-Hernie oder aufsteigende L4–L5-Hernie. Die betroffene Wurzel L4 bedingt das klinische Bild einer Femoralislähmung (abgeschwächter oder aufgehobener Patellarsehnenreflex, Hypästhesie der Vorderseite des Oberschenkels, Parese des Quadriceps).

L4–L5-Hernie. Ischiassyndrom (Wurzel L5). Hypästhesie des medialen und dorsalen Teils des Fußes, Parese der Extensionsmuskeln des Fußes, keine Reflexstörung.

L5–S1-Hernie. Ischiassyndrom (Wurzel S1). Hypästhesie der Fußsohle und des äußeren Fußrandes mit Parese der Flexionsmuskeln des Fußes und abgeschwächtem oder aufgehobenem Achillessehnenreflex.

Multiple Hernien (oder sehr große Hernien). Sie bewirken mehrere Wurzeldefekte:
– Femoralislähmung und Ischiassyndrom (L5),
– biradiculäres Ischiassyndrom (L5 und S1).

Ausnahmsweise kommt es zu besonderen klinischen Bildern:
– Kompression von sacralen Wurzeln durch L4–L5- oder L5–S1-Hernie,
– Kompression von Wurzeln ober- oder unterhalb des ursprünglichen Prolapses durch Migration der Hernie.

In allen Fällen mit Verdacht auf Discusprolaps werden zuerst Nativbilder der Wirbel angefertigt und erst danach Kontrastmitteluntersuchungen durchgeführt (Radiculosaccographie).

Fehlbildungen der Medulla und der Cauda equina

Diese Fehlbildungen sind selten:

Spinale Atrophie. Durch Gasmyelographie wird der verdünnte Medullastrang im Subarachnoidalraum dargestellt.

Myelocele und Myelomeningocele sind mehrere Male erwähnt worden (S. 94).

Intramedulläre Hohlräume
– Syringomyelie: parependymaler Hohlraum neben dem Zentralkanal,
– Hydromyelie: Erweiterung des mit Ependym ausgekleideten Zentralkanals.

In beiden Fällen besteht eine Erweiterung des Durchmessers der spinalen Kontrastmittelsäule. Es wurde schon erwähnt, daß man die kommunizierenden Cysten durch Kippen des Patienten füllen oder leeren kann und dadurch eine Verminderung oder Vergrößerung der Kontrastmitteldichte bewirkt (Abb. 28b).

Diastematomyelie oder Verdopplung der Medulla: Diese Fehlbildung kommt zusammen mit Tumoren, Cysten, Myelomeningocelen und Wirbelsäulenmißbildungen vor. Sie kommt aber auch isoliert mit einei knöchernen Sporn im Vertebralkanal vor, der vom hinteren Wirbelbogen ausgeht. Dieser mediane, intracanaläre Knochensporn wird als Ursache der Diastematomyelie angesehen. Nach dieser Auffassung kommt es im Kindesalter durch die Anwesenheit dieses Sporns zur Spaltung der Medulla.

Bei Diastematomyelie bleibt während des Wachstums der Wirbelsäule das Medullaende in der Höhe von L5 fixiert.

Die Luftmyelographie zeigt deutlich das Bild der beiden medullären Stränge und auch den zwischen beiden Strängen gelegenen knöchernen Sporn.

Congenitale Tumoren der Medulla sind selten (Gliome, Ependymome, Teratome). Häufiger sind extraspinale Tumoren des Wirbelkanals (Lipome, Cysten, Teratome, Epidermoide, Neurinome, Meningeome). Diese Tumoren bewirken gewöhnlich Knochenveränderungen (Abb. 23 6). Diese Knochenzeichen sind beinahe charakteristisch, besonders wenn sie mit dem Niveau der klinischen Ausfälle übereinstimmen. Man muß in allen Fällen zur Analyse der Wirbelbögen Nativaufnahmen in Schrägprojektion anfertigen: Foramina intervertebralia im cervicalen Segment und „Hundeköpfe" im lumbalen Segment.

Congenitale Tumoren der Cauda equina können zur intrakraniellen Drucksteigerung führen und dadurch zunächst das Augenmerk auf den Kopf richten. Man wird im lumbalen Kanal wie bei sonstigen Tumoren des Wirbelkanals durch Gasmyelographie oder positive Myelographie mit Kontrastmitteln den oberen und unteren Pol des Tumors lokalisieren.

Da diese Tumoren oft einen großen vasculären Anteil haben, muß man zumindest bei größeren Kindern und Erwachsenen auch eine spinale Angiographie durchführen, um ein arteriovenöses Aneurysma oder ein Angioreticulom präoperativ zu erkennen.

Sachverzeichnis

Absceß 98
Agenesie, arterielle 97
– des Balkens 94
– des Trigonum 94
– eines Lappens 94
Akrocephalie 35
Akromegalie 25
Albers-Schoenberg 111–124
Albright 50
Amenorrhoe 25
Anencephalie 97
Aneurysma 85
Angiom, arteriovenös 88
– der Medulla 135
– der Wirbel 110
Angiographie, Arteria carotis 2
– spinale 133
– Arteria vertebralis 2
Angiomatöser Wirbel 110
Angioreticulom 135
Antelisthesis 105
Aquäduktstenose 96
Arachnitis 62–98
Arachnoidalcyste 73
Arlet 122
Atlantoaxiale Dislokation 53
Atherom 135
Atrophie, Gehirn 83
–, Medulla 136
Auftreibung des Schädels 49
Axiale Krümmung 118
Axis 55–104

Baastrup 114
Balkenmangel 94
Balkenlipom 61
Bambusstabwirbelsäule 112
Bandscheibe 104
Bandscheibenhernie 128–135

Bandscheibenvakuolisation 108–112
Bandscheibenverkalkung 108
Basale Kyphose 52
Basilare Impression 52
Bergmann 53
Bewußtseinsstörung 7
Blinder Wirbel 110
Block (Funktions) 107
Blockierungsbilder 107–109
Blockwirbel 117
Blush 71–73
Blutumleitung 91
Blutung 20
Bonnaire 45–48
Bourneville 63
Bürstenschädel 50

Calvé 118
Carotidocavernöse Fistel 11
Caudasyndrom 137
Cavum interventriculare Vergae 93
Cephalhämatom 49
Cephalohydrocele 41–49
Chamberlain 52
Cheiro-lumbale Dysostose 125
Chiari-Fehlbildung 95
Chignon-Schädel 22, 92–95
Cholesteatom (echtes) oder
 Epidermoid 80
Chondrom 61
Chondrose 116
Chordom 61
Cisterna (Brücke) 77
Cisterna interventricularis 93
Cisterna magna 95
Cisterna opticochiasmatica 71
Cisterna pontocerebellaris 81
Cleidocraniale Dysostose 34–48
Coccygodynie 103

Commissurenmißbildung 94
Commotio 11
Computertomographie 3
Craniofaciale Dysostose 35
Craniopharyngeom 59
Craniostenose 34
Cranium bifidum occultum 48
Crouzon 35
Cushing 124
Cyste, aneurysmatische 110
–, Echinococcus 62
– des Septum pellucidum 93

Dandy-Walker 95
Demenz 12
Densaplasie 53
Diastematomyelie 126
Discitis 128
Discographie 104
Discus 127
Discushernie 128–135
Dislokation C1–C2 53
Dolichoarterie 88
Dolichocephalie 35
Dolichovertebra 118
Drei-Schienen-Wirbelsäule 112
Drucksella 21
Dysostosis craniofacialis 35
Dysostosis cleidocranialis 34–48
Dysostosis cheirolumbalis 125
Dysplasie 124
Dysraphie 48–126

Echinokokkose 62
Echographie 3
Einäugiger Wirbel 110
Einstellung (Röntgeneinstellung), Hartmann 40
–, Schüller 43
–, Stenvers 43
Einklemmung 76
Elfenbeinwirbel 111
Emphysem 42
Empyem 98
Encephalitis 98
Encephalographie 71
Encephalopathie, frühkindliche 34
–, ossifizierende 64
Endokrinologie 25
Endokrinopathie 25

En plaque (Meningeom) 74
Eosinophiles Granulom 46
Ependymom 59–127
Epidermoid 80
Epilepsie 15
Epiphyse 56
Epistropheus 55–104
Erweiterung des Spinalkanals 126
Erythropathie 111

Fahr (Morbus) 64
Falx cerebri 58
Ferguson-Risser 120
Fischgold-Metzger 52
Fischwirbel 115
Fistel, arteriovenöse 71
–, carotidocavernöse 11
Fladenwirbel 111
Fledermauswirbel 114
Foramen intervertebrale 14
– jugulare 38
– magnum 55
– ovale 28
Foramina parietalia 48
Forestier-Rotes-Querol 114
Fraktur, Schädel 38
–, Dens axis 99
–, Felsenbein 42
–, wachsende 39
Fusiforme Aneurysmen 87

Galaktorrhoe 25
Gasencephalographie 71
Gasmyelographie 19
Gehirnentzündung 98
Geodenwirbel 110
Geräusch 89
Geschwulst 45
Gibbus 119
Gitterwirbel 111
Glioblastom 71
Gliom, opticus 81
–, Gehirn 69
Granulom (eosinophiles) 46

Halbseitengelähmter 16
Halbwirbel 117
Hals (Aneurysma) 87
Hämatom, epidural 66
–, intracerebral 68

–, subdural 68
Hämopathie 50
Hämorrhagie 65
Hartmann (Einstellung nach) 27
Hemdenknopf 57
Hemiplegie 16
Hernie, temporale 77
–, Tonsillen 77
–, Discus 128
Hirndrucksteigerung 20–35
Hirnhautentzündung 98
Hodgkin 123
Hundekopf 13
Hydranencephalie 97
Hydrocephalus 22
Hygrom (Hydrom) 33–97
Hydromyelie 127–136
Hyperostose des Schädels 50
Hyperostosis frontalis interna 50
Hyperostosis vertebralis (Forestier-Rotes-Querol) 114
Hypophysenadenom 25
Hypophysentumor 80

Impression, Schädel 34
–, basilare 52
Infektion 98
Interventriculäre Zisterne 93
Intraventriculäre Tumoren 79
Instabilität 106
Insuffizienz, vertebrobasilare 90
– des Ligamentum transversum 105
Ischias 30
Isthmus 105

Junghanns 105

Kalotte 50
Kastenwirbel 115
Keilwirbel 109
Kieferhöhlenentzündung 23
Kleeblattschädel 48
Kleinhirntumoren 77
Klimakterium 123
Knochensplitter 109
Kommotion 11
Kompression (spinale) 134
Kopfschmerz 23
Krümmung 118
Kyphose 119

Leere Sella 27–80
Le Fort 43
Leistungsminderung 12
Lichtenstein 50
Ligamentum transversum 53–105
Linien, bidigastrische (Fischgold-Metzger) 52
–, intervestibuläre (Wackenheim) 53
–, occipito-palatine (Chamberlain) 52
Lipom 61–127
Lipping 114
Lippmann-Cobb 120
Liquor, Blockade 22–96
–, Fistel 11
–, Fluß 23
–, Produktion 23
–, Resorption 23
–, Weg 22
Lobulation 95
Lordose 119
Lücken, Schädel 45–48
–, Wirbel 110
Luftencephalographie 2–73
Luftmyelographie 2–131
Lumbalisation 103
Lumbosacraler Übergang 103
Lumbalstenose 125

Makrokranie 33
Manifestation des Occipitalwirbels 55
Manschettenknopf-Osteom 57
Mediaverschluß 90
Megaarterie 88
Megaencephalie 33–51
Megawirbel 118
Meningeom 73
Meningeom „en plaques" 74
Meningitis 62–98
Meningocele 94
Metastase 111
–, Kalotte 45
–, Wirbel 13–111
Mikroaneurysma 85
Mikrencephalie 33–51
Mikrokranie 33–51
Mikrohydrocephalie 94
Morbus Albers-Schoenberg 111–124

- Albright 50
- Baastrup 114
- Bechterew 112
- Bourneville 63
- Chiari 95
- Crouzon 35
- Cushing 124
- Dandy Walker 95
- Fahr 64
- Forestier-Rotes-Querol 114
- Hand-Schüller-Christian 46
- Hodgkin 111
- Hoeve 62
- Junghanns 105
- Lichtenstein 50
- Paget 111
- Recklinghausen 46
- Reiter 114
- Scheuermann 115
- Schüller 46
- Schüller-Christian 46
- Sluder 29
- Sturge-Weber 62
- Trousseau 28
Moya-Moya 88
Mukocele 29
Mykose 62
Myelocele 136
Myelographie 130
Myelomeningocele 136
Myxödem 125

Nahtsprengung 39
Nebenhöhlenentzündung 23
Neurinom, Acusticus 80
–, spinale Wurzel 15
Neuralgie 27
–, Arnold 29
–, cervicobrachiale 29
– des Nervus glossopharyngeus 28
– des Nervus trigeminus 28
– des Nervus ischiadicus 30
–, Sluder
Neuroangiomatose 62

Occipitalisation des Atlas 53
Odontoideum mobile 53
Opticusgliom 81
Opticochiasmatische Zisterne 83
Ossiculum Bergmann 53

Osteoarthropathie 116
Osteochondrose 115–127
Osteogenesis imperfecta 48
Osteolyse 110
Osteom 49
Osteopetrose 111
Osteophyt 111
Osteoporosis circumscripta cranii 46
Osteoporose 114
– in der Menopause 114–123
Ostium 90
Oxycephalie 35

Pacchioni 59
Paget 124
Papillom 59–79
Paraplegie 12–18
Parasitose 62
Parasyndesmophyt 114
Phakomatose 62
Phlebitis 98
Phlebographie 2–133
–, orbitale 2–81
–, cervicale 133
–, lumbale 133
Pilzform-Schädel 34
Pinealom 61
Platybasie 52
Plastyspondylie 118
Plexus chorioideus 58
Pneumocephalus 12–64
Polyarthritis 123
Porencephalie 95
Postkommotionnelles syndrom 11
Prolaktinom 80
Pyknodystose 50

Querschnittslähmung 12–18

Rachischisis 117
Radiculosaccographie 31–130
Rahmenwirbel 116
Recklinghausen 124
Reiter 114
Reticulose 46
Retrolisthesis 106
Reumatischer Wirbel 111
Rhinorrhoe 11
Riesenwirbel 118
Risser 120

Sackförmige Aneurysmen 87
Sacralisation 15
Sacrum 103
Schädel Bürsten 50
–, Chignon 95
–, Kleeblatt 48
–, Kyphose 52
–, Lücken 48–51
–, Pilz 51
–, Waben 48–51
–, Weich 48
Schädelhalsübergang 52–99
Schädelhämatom 49
Schädelhyperostosen 50
Schädeltrauma 7
Scheuermann 115
Schipperkrankheit 100
Schleudertrauma (Whiplash) 99–106
Schüller 46
Sella turcica 24
–, schüsselförmige 73
–, Omega 73
–, leere 27
Sinus pericranii 41–49
Sklerose, vasculäre 89
–, Knochen 46
–, tuberöse (Bourneville) 63
Skoliose 119
Sluder 29
Spasmophilie (Tetanie) 64
Spasmus 87
Spicula 50
Spina bifida 117
Spinale Kompression 134
Splitter 109
Spondylarthritis 123
Spondylitis 115
Spondylodiscitis 115
Spondylolisthesis 105
Spondylolyse 105–117
Spondylophyt 111
Spontanverkalkung (physiologische) 56
Squarring 115–123
Stachelbecken 114
Steal-Effekt 91
Stenose, arterielle 89
– des Aquädukts 96
– des Cervicalkanals 117–125
– des foramen transversarium 91
– des Lumbalkanals 117–125
– des Lumbalkanals mit Brachycheirie 125
– der subarachnoidalen Liquorwege 22
Stirnhöhlenentzündung 23
Streifenwirbel 111
Sturge-Weber 62
Subarachnoidale Blutung 20
Subclavian-Steal-Syndrom 91
Syndesmophyt 112
Syringomyelie 136

Tabes 118
Tentorium 59
Tetraplegie 100
Thrombose 89
Tonnenwirbel 115
Torulose 62
Toxoplasmose 62
Trauma, Schädel 7
–, Wirbelsäule 7
Trichinose 62
Trigeminus 28
Trigonocephalie 35
Trochocephalie 35
Trousseau 28
Trümmerbruch 109
Tuberculom 62
Tuberöse Sklerose 63
Tumor, bösartiger 59–71
–, congenitaler 137
–, frontaler 74
–, Gehirn 74
–, Gehirnstamm 77
–, Glomus 38
–, gutartiger 59–71
–, Hypophysen 80
–, intraventriculärer 79
–, Kleinhirn 77
–, Kleinhirnbrückenwinkel 79
–, Riesenzellen 123
–, occipitaler 76
–, parietaler 74
–, spinaler 137
–, temporaler 76
–, tief liegender 76

–, Wirbel 110
Turricephalie 35
Turrivertebra 118

Überdruck
–, diffuser 37
–, lokalisierter 37
Übergang
–, cervico-thorakal 100
–, craniocervical 52–99–116
–, lumbosacral–103–116
–, Mißbildung 52
–, thoraco-lumbal 103
Uncarthrose 91

Venenentzündung 17–98
Venenthrombose 91
Ventrikel, fünfter 93
Verkalkung, pathologische intrakranielle 59
–, physiologische 56
Vertebralisation 53
Verwachsung 98

Wabenschädel 48
Wachstumsosteochondritis 115
Wackenheim 53–64

Walther 43
Weichschädel 48
Whiplash 99–106
Wirbel, Arthrose 112
–, Blind 110
–, Elfenbein 111
–, einäugig 110
–, Rahmen 111–116
–, Entkalkung 111
–, Fisch 115
–, Fraktur 109
–, Lücken 110
–, Gitter 111
–, Rotation 107
–, Reticulum 110
–, Spondylitis 115
–, Spondylodiscitis 112–115
–, Kasten 112–115
–, Streifen 111
–, Tumor 110
Wirbelsäule 99
Wirbelsäulentrauma 7–12
Wurmtumoren 77
Wurzelriß 13

Zintigraphie 2
Zisterne, opticochiasmatische 73–76

Titel des Lehrbuches: **Heidelberger Taschenbücher, Band 206**
A. WACKENHEIM: Neuroradiologie

Was können wir bei der nächsten Auflage besser machen?

Zur inhaltlichen und formalen Verbesserung unserer Lehrbücher bitten wir um Ihre Mithilfe. Wir würden uns deshalb freuen, wenn Sie uns die nachstehenden Fragen beantworten könnten.

1. Finden Sie ein Kapitel besonders gut dargestellt? Wenn ja, welches und warum? _____

2. Welches Kapitel hat Ihnen am wenigsten gefallen. Warum? _____

3. Bringen Sie bitte dort ein × an, wo Sie es für angebracht halten.

	Vorteilhaft	Angemessen	Nicht angemessen
Preis des Buches			
Umfang			
Aufmachung			
Abbildungen			
Tabellen und Schemata			
Register			

	Sehr wenige	Wenige	Viele	Sehr viele
Druckfehler				
Sachfehler				

4. Spezielle Vorschläge zur Verbesserung dieses Textes (u. a. auch zur Vermeidung von Druck- und Sachfehlern) _____

bitte wenden!

5. Bitte teilen Sie uns mit, auf welchen Fachgebieten Ihrer Meinung nach moderne Lehrbücher fehlen. Dazu folgende kurze Charakterisierung unserer eigenen Werke:

Fragensammlungen = Examensfragen zur Vorbereitung auf Prüfungen
Basistexte = vermitteln nach der neuen Approbationsordnung das für das Examen wichtige Stoffgebiet
Kurzlehrbücher = zur Vertiefung des Basiswissens gedacht; für den sorgfältigen Studenten
Lehrbücher = Umfassende Darstellungen eines Fachgebietes; zum Nachschlagen spezieller Informationen

Fachgebiet	Fragen-sammlungen	Basistexte	Kurz-lehrbücher	Lehrbücher

Bei Rücksendung werden Sie automatisch in unsere Adressenliste aufgenommen.
Name___
Adresse___

Fachstudium___
Semester___
Ärztliche Vorprüfung___
Datum/Unterschrift___

Wir danken Ihnen für die Beantwortung der Fragen und bitten um Einsendung des Blattes an:

    Frau M. Kalow
    Springer-Verlag
    Neuenheimer Landstraße 28
    6900 Heidelberg 1

Radiologie

Herausgeber: H. Hundeshagen

Mit Beiträgen von J. Freyschmidt,
G. Hagemann, H. Hundeshagen, K. Jordan,
D. Junker, G. Luska, H. Sack, H.-S. Stender,
G. Thiessen, H. G. Vogelsang, H.-H. Wagner

1978. 273 Abbildungen, 76 Tabellen.
IX, 456 Seiten
DM 58,–
ISBN 3-540-08328-6

Inhaltsübersicht: Physikalische Grundlagen der Radiologie. – Biologische Grundlagen der Strahlenwirkung. – Röntgendiagnostik: Technische Grundlagen der Röntgendiagnostik. Thoraxorgane. Gefäßsystem. Verdauungsorgane, Harnsystem und Retroperitonealraum. Skelet. Schädel und Gehirn. Weichteile und weibliche Brust. Strahlenschutz in der Röntgendiagnostik. – Klinische Strahlentherapie. – Meßtechnische Grundlagen der Nuklearmedizin. – Nuklearmedizin. – Grundlagen des Strahlenschutzes.

Dieses Kurzlehrbuch der Radiologie ist auf das im Gegenstandskatalog geforderte Prüfungswissen abgestimmt und enthält alles, was der Medizinstudent über Röntgendiagnostik, Röntgentherapie, Nuklearmedizin und Strahlenschutz wissen muß. Es führt in übersichtlicher Form in die Grundlagen und in die Technik der wichtigsten radiologischen Verfahren ein und beschreibt sodann die Möglichkeiten und die Grenzen in Diagnostik und Therapie. Einleitende Kapitel über die physikalischen und technischen Grundlagen sowie die strahlenbiologischen Voraussetzungen der Strahlenwirkung ergänzen den Lehrstoff. Eine übersichtliche Tabellenfolge informiert über die zulässige Strahlenbelastung bei Anwendung von Radioisotopen.

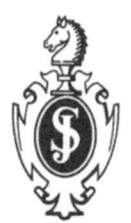

Springer-Verlag
Berlin
Heidelberg
New York

W. G. Forssmann, C. Heym
Grundriß der Neuroanatomie
2., korrigierte Auflage.
1975. 97 Abbildungen sowie Testfragen zur Selbstkontrolle.
X, 245 Seiten
(Heidelberger Taschenbücher,
Band 139, Basistext Medizin)
DM 18,80
ISBN 3-540-07279-9

O. Hug
Medizinische Strahlenkunde
Biophysikalische Einführung für Studierende und Ärzte
1974. 103 Abbildungen.
XII, 156 Seiten
DM 48,–
ISBN 3-540-06799-X

R. Janker
Röntgen-Aufnahmetechnik
Allgemeine Grundlagen und Einstellungen von A. Stangen, D. Günther
10., überarbeitete Auflage.
1977. 292 Abbildungen, zahlreiche Tabellen, 438 Seiten
Gebunden DM 48,–
ISBN 3-540-08239-5

R. Janker
Röntgenbilder
Atlas der normierten Aufnahmen.
Röntgenaufnahmetechnik Teil II.
Bearbeitet von H. Hallerbach,
A. Stangen
9. unveränderte Auflage.
1976. 222 Abbildungen, 238 Seiten
Gebunden DM 48,–
ISBN 3-540-07664-6

Kursus: Radiologie und Strahlenschutz
Redaktion: J. Becker, H. M. Kuhn, W. Wenz, E. Willich. Mit Beiträgen zahlreicher Fachwissenschaftler.
2. überarbeitete und erweiterte Auflage. 1976. 103 Abbildungen, 23 Tabellen X, 333 Seiten
(Heidelberger Taschenbücher,
Band 112, Basistext Medizin)
DM 19,80
ISBN 3-540-07648-4

R. Nieuwenhuys, J. Voogd, C. van Huijzen
Das Zentralnervensystem des Menschen
Ein Atlas mit Begleittext
Übersetzt aus dem Englischen von W. Lange
1980. 155 Abbildungen.
Etwa 270 Seiten
ISBN 3-540-10031-8
In Vorbereitung

Radiologie
Begleittext zum Gegenstandskatalog für den ersten Abschnitt der ärztlichen Prüfung.
Redaktion: W. Wenz, G. Daikeler
Herausgegeben vom Zentrum Radiologie der Universität Freiburg,
1976. 21 Abbildungen, 14 Tabellen.
XI, 158 Seiten
(Heidelberger Taschenbücher,
Band 176, Basistext Medizin)
DM 16,80
ISBN 3-540-07529-1

E. A. Zimmer, M. Brossy
Lehrbuch der röntgendiagnostischen Technik
Für Röntgenassistentinnen und Ärzte.
2. neubearbeitete Auflage 1974.
Vergriffen. Neuauflage in Vorbereitung

E. A. Zimmer, M. Zimmer-Brossy
Röntgen-Fehleinstellungen
erkennen und vermeiden.
2., völlig neubearbeitete Auflage.
1979. 200 Abbildungen. X, 190 Seiten
DM 59,–
ISBN 3-540-09181-5
Mengenpreis ab 20 Exemplare
DM 47,20

K. zum Winkel
Nuklearmedizin
Mit einem Beitrag von J. Ammon
1975. 155 Abbildungen, 83 Tabellen
XVIII, 425 Seiten
(Heidelberger Taschenbücher,
Band 167)
DM 24,80
ISBN 3-540-07233-0

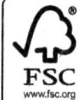

MIX
Papier aus verantwortungsvollen Quellen
Paper from responsible sources
FSC® C105338

If you have any concerns about our products,
you can contact us on
ProductSafety@springernature.com

In case Publisher is established outside the EU,
the EU authorized representative is:
**Springer Nature Customer Service Center GmbH
Europaplatz 3, 69115 Heidelberg, Germany**

Printed by Libri Plureos GmbH
in Hamburg, Germany